Dr. med. M. O. Bruker
Ilse Gutjahr
Cholesterin
der lebensnotwendige Stoff

„Aus der Sprechstunde" Band 14

Dr. med. M. O. Bruker
Ilse Gutjahr

Cholesterin

der lebensnotwendige Stoff

ISBN 3-89189-036-2

1. Auflage 1991

Gesamtherstellung: Kösel, Kempten

Inhaltsverzeichnis

Der Patient – eine chemische Retorte

Frage:
Mein Arzt hat einen zu hohen Cholesterinspiegel bei mir festgestellt (260 mg%) und mir geraten, die Butter sofort wegzulassen, statt dessen Becel zu essen. Bei Ihnen habe ich nun etwas ganz anderes gelesen. Ich bin ganz verwirrt und bitte um Ihren Rat.

Antwort:
Die Höhe des Cholesterins im Blut ist nicht abhängig von der zugeführten Cholesterinmenge in der Nahrung, sondern von zahlreichen anderen Komponenten. Cholesterin ist ein lebensnotwendiger Stoff. Der Organismus ist auf die Zufuhr von außen nicht angewiesen und wird dadurch auch nicht krank. Er produziert es selbst, wenn durch die Nahrung zu wenig zugeführt wird. Pro Tag sind ca. 1000 mg Cholesterin nötig.

Zu den wichtigen Aufgaben des Cholesterins gehört es, Fett durch die Zellmembran in das Zellinnere zu schleusen. Es ist ein unentbehrlicher Bestandteil von Zellen und Gewebe.

Cholesterin ist aber ebenfalls notwendig für

die Hormonbildung (Hormone der Nebenniere, Hormone der männlichen und weiblichen Geschlechtsorgane).

Ohne ausreichendes Cholesterin gäbe es keine Fortpflanzung. Leider werden wir Ärzte über all diese Zusammenhänge nicht ausreichend ausgebildet. Die späteren Informationen liegen weitgehend in den Händen der Nahrungsmittel-Industrie, in diesem Fall – was das Cholesterin betrifft – der Margarine-Industrie, die sich gegen die Butter durchsetzen will. Essen Sie also unbesorgt weiter Ihre Butter.

Ein Cholesterinspiegel von 260 mg% kann übrigens keineswegs als krankhaft überhöht angesehen werden.

Krankhaft erhöhtes Cholesterin ist Zeichen eines gestörten Stoffwechsels, der vorwiegend durch den Verzehr raffinierter Kohlenhydrate verursacht wird.

Außer dem Verzehr von Butter müssen Sie die anderen Ernährungsrichtlinien ebenfalls beachten, nämlich Vermeidung von Fabrikzuckerarten und Auszugsmehlprodukten. Außerdem ist täglich ca. ⅓ der Gesamtnahrung in Form von Frischkost nötig sowie ein Frischkorngericht.

Wenn Sie diese Richtlinien beachten, haben Sie zugleich die beste Prophylaxe gegen Arteriosklerose und Herzinfarkt.

Dies ist eine von unzähligen ähnlich lautenden Fragen, die nicht nur in der Sprechstunde gestellt, sondern ebenso mit der täglichen Korrespondenz an mich herangetragen werden. Sie ist aber bezeichnend und soll deshalb stellvertretend für andere vorangestellt sein.

Natürlich gibt es von Urbeginn der Schöpfung her kein Cholesterinproblem. Es war den Menschen vorbehalten, so etwas zu „erfinden". Um diesen Irrweg nachvollziehen zu können, soll die Entwicklungsgeschichte der Medizin zumindest kurz angedeutet werden.

Die medizinische Wissenschaft war früher eine reine Geisteswissenschaft. Sie gehörte in den Bereich der Philosophie. Erst die Entwicklung der sogenannten Naturwissenschaften brachte es mit sich, daß die Medizin diesem Bereich zugeordnet wurde. Die Naturwissenschaften erfassen aber nicht die Wissenschaft der Natur, sondern vorwiegend nur noch den Bereich der Physik und Chemie. Was innerhalb der Medizin physikalisch und chemisch nicht erfaßbar und definierbar ist, gilt üblicherweise als unwissenschaftlich. Die Naturwissenschaften Physik und Chemie gelten als exakte Wissenschaften, die sich nur mit den Bereichen beschäftigen, die meßbar und wägbar sind. Demgegenüber gelten die Geisteswissenschaften als irrational.

Die medizinische Wissenschaft hat als Forschungsobjekt vorwiegend den Menschen. Der Mensch als geistiges Wesen ist aber naturwissenschaftlich, also mit den Mitteln der Chemie und Physik, nicht erfaßbar und nicht definierbar. Es ist daher im Prinzip unwissenschaftlich, den Menschen als geistiges Wesen naturwissenschaftlich definieren zu wollen.

Die Vertreter der Schulmedizin sind aber stolz darauf, daß sie im Bereich der Medizin nur das als exakt wissenschaftlich anerkennen, was eben physikalisch und chemisch nachweisbar ist. Alles andere, was in den Bereich der Geisteswissenschaft gehört, gilt als unwissenschaftlich. Hier wird stillschweigend Wissenschaft und Naturwissenschaft gleichgesetzt.

Wenn im medizinischen Bereich die Aussage gemacht wird, daß ein Forschungsobjekt nicht wissenschaftlich abgehandelt sei, so wird dabei immer stillschweigend Wissenschaft als Naturwissenschaft verstanden.

Die Einteilung der Wissenschaft in die Bereiche des Rationalen und Irrationalen und die Ausklammerung alles nicht rational Erfaßbaren hat schließlich zu dem Dilemma geführt, in dem die heutige Schulmedizin offenkundig und nachweislich steckt.

Dies hat offensichtlich Auswirkungen bis in

die tägliche ärztliche Sprechstunde hinein. Auch hier ist der Arzt angewiesen, nur die rational faßbaren Befunde anzuerkennen und als Basis für seine Therapie zu verwenden.

Dies ist einer von zahlreichen Gründen, weshalb die Psychotherapie, die ja auch Irrationales mit einbeziehen muß, in der durchschnittlichen Sprechstunde des Arztes immer noch eine stiefmütterliche Rolle spielt. Die Tatsache, daß dem Arzt in diesem Lebensbereich die nötigen Kenntnisse fehlen, weil sie in der Ausbildung nicht ausreichend vermittelt werden, ist darauf zurückzuführen, daß die irrationalen Vorgänge dem Bereich unexakter Wissenschaft zugeordnet werden. Da der Mensch aber ein geistiges Wesen ist, wirkt sich die Ausklammerung der geistigen Bereiche und das Ausweichen in die einseitige Ausrichtung auf die chemische Analyse im Labor in der ärztlichen Beratung sehr nachteilig, zum Teil verheerend aus.

Diese Überbewertung ist es auch, die dazu geführt hat, daß sich ein Stoff im Blut, der im Labor nachweisbar ist, nämlich das Cholesterin, an eine so zentrale Stelle des Denkens bei Patient und Arzt vorarbeiten konnte.

Wer diese Problematik begriffen hat, wird verstehen, weshalb der beste Rat für den noch Gesunden und den bereits Kranken wäre, keine

Laborwerte bestimmen zu lassen, sondern sich einer Lebensführung zu befleißigen, die so wenig wie möglich von den von der Natur vorgegebenen Gesetzen abweicht.

Alles Leben auf dieser Erde unterliegt diesen Gesetzen, also einem göttlichen Prinzip. Im Gegensatz dazu stehen die Regeln des Menschen, mit denen er die Natur mißbraucht.

Bei der Beachtung der Schöpfungsgesetze begegnen wir drei Bereichen der Krankheitsursachen:

Ernährung
Lebensführung
Umwelteinflüsse.

Der Patient, der heute den Arzt aufsucht, wird behandelt wie ein chemisches Laboratorium und muß sich deshalb letzten Endes auch vorkommen wie eine chemische Retorte. Nicht mehr der Mensch wird behandelt, sondern seine im Labor gewonnenen analytischen chemischen Einzeldaten. Laborbefunde werden zur Ursache hochstilisiert.

Heute steht im Zentrum der Untersuchung das Blut. Es wird auf ca. 30 Parameter untersucht. Bei einer gründlichen ärztlichen Untersuchung spielen die folgenden Werte eine wesentlich größere Rolle zur Beurteilung des Gesundheitszustandes als die vorgebrachten Beschwerden und die Befunde der körperlichen Untersuchung:

Kalium
Calcium
Eisen
Kupfer
Blutzucker
die sogenannten Transaminasen (GOT, GPT, γ GT)
LDH
die Eiweißfraktionen Albumin und Globulin
Harnstoff
Harnsäure
Kreatinin
Natrium
Chloride
anorg. Phosphor
saure Phosphatase
alk. Phosphatase
Gesamtcholesterin
LDL-Cholesterin
HDL-Cholesterin
Triglyceride
Neutralfette u.a.m.

Der Patient freut sich über die Gründlichkeit des Arztes und merkt dabei gar nicht, daß es sich bei diesen Laborwerten, wenn sie nicht in Ordnung sind, nicht um Krankheits*ursachen* handelt, sondern bereits um Krankheits*befunde*, die ja ihrerseits Ursachen haben müssen. Dabei ist grundsätzlich zu sagen, daß bei noch so gründlicher ärztlicher Untersuchung niemals die Krankheits*ursachen* festgestellt werden können, sondern stets nur deren *Folgen*. Krankheitsursachen liegen immer außerhalb des Menschen und in der Vergangenheit. Sie sind also durch noch so detaillierte Untersuchungen nicht feststellbar. Krankheitsursachen sind nur durch wissenschaftliche Grundlagenforschung zu finden.

Der Mensch tritt dem Arzt jedoch nicht mehr als lebendige Leib-Seele-Einheit gegenüber, sondern als ein Cholesterin enthaltender Behälter. Jetzt ist das Cholesterin der Kristallisationspunkt, um den sich die Untersuchung und Behandlung dreht, nicht so sehr sein Befinden, seine Ernährungs- und Lebensweise und sein Hineingestelltsein in ein soziales Milieu. So kommt es zu der grotesken Situation, daß die einst zentrale Frage des Arztes an den Patienten „Wie geht es Ihnen?“ der sorgenden Einstellung gewichen ist: „Nun wollen wir mal sehen, was Ihre Cholesterinwerte machen!“

Für den Ganzheitsarzt, der sich um die Krankheitsursachen kümmert, stellt diese Entwicklung eine Groteske dar. Sie entspricht aber den realen heutigen Verhältnissen und Verhaltensweisen.

Was hier über das Cholesterin gesagt ist, gilt grundsätzlich entsprechend auch für die anderen Parameter aus dem Labor.

Es gibt keine Krankheit ohne Ursache

Der medizinischen Wissenschaft kann der Vorwurf nicht erspart bleiben, daß sie sich nicht ausreichend um Ursachenforschung kümmert. Dies war bereits während meiner Studienzeit vor mehr als 60 Jahren so und hat sich bis heute nicht geändert.

Wir lernen hervorragend Diagnostik und Therapie, jedoch kein Wort über die eigentlichen Krankheitsursachen. Auch in der späteren Weiterbildung werden diese Zusammenhänge, besonders im Ernährungsbereich, dem Arzt so gut wie gar nicht vermittelt. Namen der bekannten Forscher Bircher-Benner, Kollath, Price, Pottenger, Yudkin, Cleave, Campbell und Roos, um nur einige Ursachenforscher zu nennen, bleiben dem Medizinstudenten unbekannt. Statt dessen beherrschen Informatoren das Feld: Physiker, Chemiker, Physiologen, Oecotrophologen, Ökonomen, Mediziner, Medizinjournalisten, Eßtherapeuten, Eßpsychologen und weitere „Spezialisten".

Dementsprechend hat sich das Gespräch zwischen Arzt und Patient in den letzten Jahrzehnten grundlegend gewandelt. Der Patient erzählt nicht mehr, daß er Kopfschmerzen, Magenbeschwerden, Übelkeit, Bauchschmerzen, Schwindel, Störungen der Darmentleerung und andere Symptome hat, sondern auf die Frage „Wie geht es Ihnen?" nennt er seine Laborwerte: „Ich leide an Eisenmangel", sagt er. "Meine Cholesterinwerte sind zu hoch." „Mein Blutdruck ist zu hoch (zu niedrig)." „Ich leide an Hormonstörungen." „Meine Leberwerte sind nicht in Ordnung." „Ich habe eine Allergie."

Diese Betrachtungsweise der Krankheit stammt natürlich ursprünglich nicht vom Patienten, sondern sie ist Ausdruck des chemisch-analytischen Denkens, das heute die Schulmedizin beherrscht.

Beim Besuch des ersten Arztes trägt der Patient vielleicht noch seine wirklichen Sorgen und Probleme vor. Beim zweiten, dritten und vierten Arzt paßt er sich der ärztlichen Betrachtungsweise bereits an und nennt nicht mehr seine eigentlichen Beschwerden, sondern die Feststellung der vorausgegangenen Ärzte. Dies hat wiederum damit zu tun, daß die Patienten heute meist nicht mehr einen Hausarzt haben, sondern glauben, sie wären besser beraten, wenn sie Spezialisten aufsuchen. So kommt es, daß für die angeblichen Hormonstörungen der Frauenarzt zuständig ist, für die Bronchitis – Husten gibt es ja nicht mehr! – der Lungenspezialist, für die Darmentleerungen der Proktologe, für die Entzündungen der Nebenhöhlen – Schnupfen gibt es auch nicht mehr! – der Hals-Nasen-Ohren-Arzt, der lokal behandelt. Stoffwechselstörungen werden auf pathologische Laborbefunde zurückgeführt, während doch diese ihrerseits bereits Symptome einer dahintersteckenden Krankheit sind.

Mangelhafte Ausbildung der Ärzte in Krankheitsursachen

Eine grundsätzliche Lücke ist die bereits erwähnte mangelhafte Ausbildung der Ärzte in Krankheitsursachen. Es gibt keine einzige Krankheit ohne Ursache. Man kann diese in drei große Gruppen einteilen:

- ernährungsbedingte Zivilisationskrankheiten
- lebensbedingte Krankheiten
- umweltbedingte Krankheiten.

Den meisten Ärzten ist unbekannt, daß es sich bei folgenden Krankheiten um klassische ernährungsbedingte Zivilisationsschäden handelt, hervorgerufen durch den Verzehr von Fabriknahrungsmitteln, vorwiegend durch raffinierte Kohlenhydrate in Form von Fabrikzuckerarten und Auszugsmehlen:

- der Gebißverfall, die Zahnkaries, die Parodontose und Zahnfehlstellungen, letztere als Folge der Ernährungsfehler der vorigen Generationen,
- die Erkrankungen des Bewegungsapparates, die sogenannten rheumatischen Erkrankun-

gen, die Arthrose und Arthritis, die Wirbelsäulen- und Bandscheibenschäden,

- alle Stoffwechselkrankheiten wie Fettsucht, Hypercholesterinaemie, Zuckerkrankheit, Leberschäden, Gallensteine, Nierensteine, Gicht usw.,
- die meisten Erkrankungen der Verdauungsorgane wie Stuhlverstopfung, Leber-, Gallenblasen-, Bauchspeicheldrüsen- sowie Dünn- und Dickdarmerkrankungen, Verdauungs- und Fermentstörungen,
- Gefäßerkrankungen wie Arteriosklerose, Herzinfarkt, Schlaganfall und Thrombosen,
- mangelnde Infektabwehr, die sich in immer wiederkehrenden Katarrhen und Entzündungen der Luftwege, den sogenannten Erkältungen, und in Nierenbecken- und Blasenentzündungen äußert,
- sogenannte Allergien,
- manche organische Erkrankungen des Nervensystems.
- Auch an der Entstehung des Krebses ist die Fehlernährung in einem gewissen Maße beteiligt.

Wenn diese Krankheiten nicht als ernährungsbedingte erkannt werden, kommt es zu allen möglichen Hilfshypothesen, um sie zu erklären. Zum Beispiel: zu hoher Cholesterinspiegel.

Diese grundsätzlichen Ausführungen sollen zeigen, daß die Bewertung eines Stoffes – hier das Cholesterin – nicht isoliert stattfinden darf, sondern immer nur im Rahmen einer ganzheitlichen Betrachtung.

Die chronischen Zivilisationskrankheiten, unter denen die Menschen heute in den zivilisierten Staaten leiden, sind an die Stelle der früheren seuchenhaften Infektionen getreten. Die Völker litten vormals unter Pest, Cholera, Pocken, Typhus, Ruhr, Tuberkulose. Dank der verbesserten hygienischen Verhältnisse spielen diese Krankheiten heute keine Rolle mehr. Demgegenüber beherrschen seit etwa 100 Jahren in zunehmendem Maße die chronischen Zivilisationskrankheiten das Feld.

Bei der Behauptung, unsere Vorfahren seien an o. g. Seuchen verstorben, bevor sich krankmachende Folgen falscher Ernährung überhaupt bemerkbar machen konnten, handelt es sich um eine reine Schreibtischspekulation. Die statistisch höhere Lebenserwartung spiegelt ein falsches Bild wider. Statistisch erreichen heute mehr Menschen ein Alter von mindestens 70 Jahren, weil u. a. die Säuglingssterblichkeit zurückgegangen ist. Die Menschen früherer Jahrhunderte, die infolge mangelnder Hygiene nicht verstarben, hatten eine hohe Lebenserwartung und kannten keine ernährungsbedingten Zivilisationskrankheiten. Es ist bekannt, daß in den Senat von Rom beispielsweise nur Männer gewählt wurden, die ein Mindestalter von 60 Jahren vorweisen konnten. Vorher galten sie noch als „zu jung“.

Allen ernährungsbedingten Zivilisationskrankheiten ist als Ursache eins gemeinsam: ein Verstoß gegen Grundgesetze der Natur. Alle diese genannten Krankheiten sind dem Menschen eigentümlich. Bei den im Freien lebenden Tieren sind sie unbekannt. Man kann sie aber bei den Tieren künstlich erzeugen, indem man ihnen Ernährungs- und Lebensverhältnisse aufzwingt, die in der freien Natur nicht vorkommen. In der wissenschaftlichen Ernährungsforschung werden an den Tieren durch Fütterung mit Nahrungsmitteln, wie es sie in der Natur nicht gibt, künstlich solche ernährungsbedingten Zivilisationskrankheiten erzeugt. Diese im Bereich der Ernährungsforschung am Tier durch vitalstoffarme Mangelkost erzeugten Krankheiten gleichen den chronischen Zivilisationskrankheiten des Menschen. Eine Wiederholung dieser Tierfütterungsversuche ist absolut unnötig, denn der

Mensch ist diesem unfreiwilligen Massenexperiment ohnehin ausgesetzt.

Allen diesen Krankheiten ist eins gemeinsam – der Verstoß gegen Schöpfungsgesetze.

Zu diesen Verstößen sind die im Freien lebenden Tiere gar nicht fähig, da sie instinktgebunden nur Lebensmittel zu sich nehmen, die die Natur bietet. Sie können nicht, wie der Mensch, die Vernunft mißbrauchen, um aus den Lebensmitteln durch Erhitzung, Konservierung und Präparierung krankmachende Nahrungsmittel und isolierte Nährstoffe herzustellen. Der Mensch benutzt jedoch seinen Verstand, um in listiger Weise mehr Lust zu gewinnen, als von der Natur ursprünglich vorgesehen. Er kann zum Beispiel alle Nahrungsmittel in Genußmittel verwandeln, etwa durch Zusatz einer künstlich fabrikatorisch erzeugten Raffinade, des Zuckers.

Der Mensch kann weiterhin den Sexualtrieb durch Überlistung der Natur mit Hilfe der Pille nicht mehr zur Fortpflanzung benutzen, sondern zur Lustgewinnung ohne Folgen der Fortpflanzung.

Besonders deutlich zeigt sich auf dem Gebiet der Ernährung, daß vermehrte Lustgewinnung mit Krankheiten bezahlt werden muß.

Zu den Verstößen gegen Grundgesetze der

Natur gehört eindeutig die Erzeugung künstlicher Nahrungsmittel in der Fabrik: Fabrikzuckerarten, Auszugsmehle, Fabrikfette – Substanzen, die so isoliert in der Natur nicht vorkommen.

Die Ursachenforschung der wissenschaftlichen Medizin dreht sich im Kreis

Wenn nun der medizinischen Forschung oder der Ärzteschaft der Vorwurf gemacht wird, sie beschäftige sich nicht ausreichend mit Krankheitsursachen und vernachlässige diesen Forschungsbereich, könnte der einzelne Arzt sofort erwidern, daß er sich sehr intensiv um Krankheitsursachen kümmere. Er versteht darunter aber etwas ganz anderes, was man sofort erkennt, wenn man den Vorgang in einer Sprechstunde betrachtet. Damit diese Groteske ganz klar wird, soll sie noch einmal wiederholt werden.

Der Patient fragt, woher seine Beschwerden kommen. Er will damit zum Ausdruck bringen, daß er wissen möchte, wo die Ursachen liegen. Dann geht der Arzt, wie er es auffaßt, auf die Ursachen ein, denn für ihn sind der erhöhte Blutdruck, Kreislaufstörungen, Gallensteine, Hormonstörungen, erhöhtes Cholesterin und andere Veränderungen krankhafter Art bei den verschiedenen Laborbefunden echte Krankheitsursachen. So wird es gelehrt!

Im Rahmen der chemisch-analytischen Betrachtungsweise der heutigen Medizin werden die Ursachen der Krankheiten in der erhöhten Harnsäure im Serum gesehen, im erhöhten Cholesterin, im zu niedrigen Calciumgehalt des Serums, überhaupt in einer Veränderung des Mineralhaushalts usw. Dabei geht deutlich daraus hervor, daß es sich bei diesen Veränderungen schon um krankhafte Befunde handelt, die ja ihrerseits bereits Ursachen haben.

Die Ursachenbetrachtung der wissenschaftlichen Medizin dreht sich also immer im Kreis der chemischen Analyse, der Labordaten. Dort werden die Krankheitsursachen gesucht. Die eigentlich logischerweise nächste Frage, die der Patient stellen müßte, bleibt meistens aus: „Was ist die Ursache, daß die Laborwerte nicht in Ordnung sind?" Und dann müßte der Arzt zwangsweise auf die Lebensführung des Kranken zu sprechen kommen. Und die setzt sich wieder aus den drei erwähnten Komponenten zusammen: Ernährung – Einzelheiten der Lebensführung – Umwelt.

Die ernährungsbedingten Zivilisationskrankheiten wurden bereits genannt. Bei den lebensbedingten Krankheiten spielt das Verhalten des einzelnen seinen Mitmenschen gegenüber eine Rolle. Dieses Verhalten ist wieder abhängig von seiner Erziehung, von seiner grundsätzlichen Weltanschauung, von seiner religiösen Grundhaltung. Das Verhältnis der Eltern zu den Kindern spielt eine Rolle, der Kinder zu den Eltern, zu Vorgesetzten, Mitarbeitern, das Verhältnis der Geschlechter untereinander, die sozialen Verhältnisse – überhaupt grundsätzlich, was man heute als zwischenmenschliche Beziehungen zusammenfaßt.

Schließlich kommt für die Krankheitsentstehung noch die 3. Komponente in Frage: die umweltbedingten Krankheiten. Heute spielen sie eine immer größere Rolle durch die bereits in den 50er Jahren von Prof. Eichholtz aufgezeigte toxische Gesamtsituation. Dazu gehört die Gesundheitsgefährdung durch die radioaktiven Isotope aus der Atomkernspaltung, durch die Chemisierung der Landwirtschaft, Vergiftung der Böden, Vergiftung des Grundwassers, Vergiftung der Luft durch Chemikalien vielfältigster Art.

Auf diese einzelnen Ursachen weist aber der Arzt in der Sprechstunde im allgemeinen nicht hin, sondern er erklärt dem Patienten, daß seine Krankheit daher kommt, daß die vielen Parameter, auf die das Blut im Labor untersucht wurde, nicht mehr der Norm entsprechen. Hier liegt das eigentliche Problem, daß diese Veränderungen, wie sie im Labor nachweisbar sind, als Ursachen der Krankheiten angesehen werden, während sie doch bereits Symptome sind.

Speziell auf das Cholesterinproblem abgestellt, führt es zu der irreführenden Vorstellung, daß an einer Erhöhung des Cholesteringehalts im Blutserum der Verzehr cholesterinhaltiger Nahrungsmittel schuld sei. Dies führt dann wiederum zu der Bewertung der einzelnen Nahrungsmittel nach ihrem Cholesteringehalt. Wie falsch diese Betrachtungsweise ist, geht daraus hervor, daß der Cholesteringehalt des Blutes relativ unabhängig ist vom Cholesteringehalt der zugeführten Nahrung. Er wird von zahlreichen anderen Faktoren mitbestimmt.

Kapitalfehler bei der Erforschung der Stoffwechselvorgänge

Da der Arzt nicht ausreichend berücksichtigt, daß das Cholesterin nur *ein* Parameter ist unter vielen anderen und er darin bereits die Ursache der Krankheit sieht, bleibt die Beratung auf diesen Faktor beschränkt.

In Wirklichkeit ist es so – aber der Arzt hat dies in seiner Ausbildung nicht gelernt –, daß der Cholesteringehalt im Blut nicht in erster Linie abhängig ist von dem Cholesteringehalt in der Nahrung, sondern von dem Gesamtstoffwechsel. Aus rein didaktischen Gründen werden die Stoffwechselvorgänge so dargestellt, als ob es einen isolierten Fettstoffwechsel, einen isolierten Eiweiß- und einen isolierten Kohlenhydratstoffwechsel gäbe. Man stelle es sich mal so primitiv vor, als funktioniere der Fettstoffwechsel von 8–12 Uhr, der Eiweißstoffwechsel von 12–16 Uhr und der Kohlenhydratstoffwechsel von 16–20 Uhr. Nachts ist womöglich Pause.

In Wirklichkeit laufen in *jeder* Körperzelle und somit natürlich auch in *jeder* Leberzelle *ständig zur gleichen Zeit* Vorgänge des Eiweiß-, Fett- *und* Kohlenhydratstoffwechsels ab. Kommt es aus irgendwelchen Gründen zu Störungen, so ist immer der gesamte Stoffwechsel – also Eiweiß-, Fett- *und* Kohlenhydratstoffwechsel – gestört. Dies bedeutet, daß man bei einer Erhöhung des Cholesterins im Blut nicht nur den Cholesterin- und Fettstoffwechsel betrachten darf, sondern immer den Gesamtstoffwechsel. Die Praxis liefert die eindeutigen Beweise dafür. Ändert man bei einem Menschen, dessen Cholesteringehalt zu hoch ist, den Kohlenhydratanteil der Nahrung, indem man die raffinierten Kohlenhydrate Auszugsmehl und Fabrikzucker einschränkt bzw. meidet, so kommt es sofort zu einer nachweislichen Senkung des Cholesteringehalts im Serum. Der Cholesteringehalt ist also nicht nur von dem Fettanteil der Nahrung abhängig, sondern in genauso starkem Maße von dem Kohlenhydratanteil. In der Natur gibt es ja keine raffinierten Kohlenhydrate, sondern diese kommen nur in einem ganz bestimmten Prozentsatz im ganzheitlichen Lebensmittel vor.

Da diese Stoffwechselvorgänge parallel gehen und eng miteinander verknüpft sind, ist es klar, daß sich *jede* Stoffwechselstörung auch in der Höhe des Cholesteringehalts im Blut auswirken kann, also nicht nur eine Störung im Eiweißstoffwechsel *oder* Kohlenhydrat- *oder* Fettstoffwechsel darstellt.

Über Jahrzehnte habe ich in den von mir geleiteten Kliniken, wie es so üblich ist, bei jedem Patienten bei jeder Aufnahme, also vor Beginn der Behandlung, die Laborwerte bestimmen lassen. Dabei zeigte sich prinzipiell, daß bei einer Ernährung, die frei war von raffinierten Kohlenhydraten, der Cholesteringehalt im Blut abnahm. Viele Patienten hatten zum Beispiel zu Hause vorher infolge falscher Ratschläge lange Zeit Butter gemieden und nur Margarine gegessen. Nun bekamen sie im Rahmen einer vitalstoffreichen Vollwertkost, die keine raffinierten Kohlenhydrate enthielt, statt Margarine Butter, und sofort kam es zu einer Senkung des Cholesteringehalts im Blut.

Dies ist ein klassisches Beispiel dafür, zu welch falschen Resultaten man gelangt, wenn man bei bestimmten Ernährungsformen, sogenannten Diäten, nur *eine* Nährstoffkomponente berücksichtigt.

Sollen im Rahmen einer Ernährung Eiweißfragen erforscht werden, so genügt es eben nicht, nur die Eiweißkomponente zu beobachten, sondern die Resultate im Eiweißstoffwechsel sind sehr stark abhängig davon, wie die Gesamtnahrung auch auf dem Gebiet der Kohlenhydrate und der Fette zusammengesetzt ist. Auch das reicht noch nicht aus. Auch die Abläufe im Eiweiß-, Fett- und Kohlenhydratstoffwechsel sind abhängig von dem Vorhandensein biologischer Wirkstoffe, von Vitalstoffen, also Vitaminen, dem Mineralgehalt, Spurenelementen, dem Vorhandensein von Enzymen, von ungesättigten Fettsäuren, Aromastoffen und Faserstoffen.

Es gibt zahlreiche Beispiele falscher Resultate in der Ernährungsforschung, die dadurch zustandekamen, daß bei der Erforschung isolierter Eiweißgruppen nicht zugleich die Kohlenhydrat- und Fettverhältnisse mitberücksichtigt wurden.

Bei allen Forschungen auf dem Ernährungsgebiet zeigt sich immer wieder, daß in dieser Hinsicht Kapitalfehler gemacht werden, indem lediglich Teilbereiche beachtet werden.

Alle diese Spezialforschungen führen letzten Endes zu Fehlresultaten. Die heutigen Empfehlungen der Deutschen Gesellschaft für Ernährung (DGE) sind beispielsweise das Resultat isolierter Betrachtungen. Obwohl eine Kommission der Europäischen Gemeinschaft nach Prüfung von mehr als 30 Studien 1990 feststellte: „Es gibt keinen Beweis für einen ursächlichen Zusammenhang zwischen Fett und Herzinfarkt", verkündet die DGE ungehemmt weiter: „Vorsicht vor Fetten. Jedes Prozent, um das der

Cholesterinspiegel gesenkt wird, bedeutet weniger Herzinfarkttote."

Die DGE glaubt immer noch, dem Herzinfarkt dadurch begegnen zu können, daß sie den Fettverzehr in den Mittelpunkt ihrer Betrachtungen rückt. Fairerweise soll erwähnt werden, daß sich die Ernährungsempfehlungen neuerdings etwas gewandelt haben. Man benutzt den Begriff „Vollwert", bevorzugt den Verzehr von „Ballaststoffen" gegenüber Fleisch, Fisch usw. 1991 tauchte in einer Rezeptempfehlung erstmals ein „Frischkornmüsli" auf. Die Akzentsetzung stimmt jedoch – wie oben erwähnt – nach wie vor nicht. Das „Cholesterinproblem" führte sogar zur Herausgabe einer DGE-Fett-Tabelle, die der um seine Gesundheit Besorgte beachten soll, um seinen Lebensmittel- und Nahrungsmitteleinkauf danach auszurichten.

Kaum hat der Verbraucher sich von der Empfehlung „Kohlenhydrate einschränken" erholt und begriffen, daß die in den letzten Jahrzehnten eingehämmerten Kalorienberechnungen falsch und nicht des „Pudels Kern" waren, werden ihm nun neue Hausaufgaben zugemutet. Bei der o. g. Tabelle geht es nicht mehr um Kalorien – sie werden auch erwähnt –, sondern vorrangig um das Berechnen der Fettmenge und des Cholesterins. Dem ganz Eifrigen wird die Errechnung des P/S-Quotienten nahegelegt. Das P steht für mehrfach ungesättigte Fettsäuren (polyunsaturated fatty acids), das S für gesättigte Fettsäuren (saturated fatty acids). Die Tabelle ist bestens geeignet, Ernährungshypochonder zu züchten und den ängstlichen Patienten noch mehr zu verunsichern, aber auch an der (ärztlichen) Kandarre zu halten – nach dem Motto: „Es ist zwar gut, daß Sie sich wohlfühlen, aber ihre Laborwerte geben zu denken . . .“.

Was würden Sie zum Beispiel dazu sagen, wenn man die Ursache der Arterienverkalkung darin sehen würde, daß der Betreffende zu viel Kalk gegessen hätte? Genauso widersinnig ist es, krankhafte Cholesterinablagerungen damit zu begründen, daß der Kranke angeblich zu viel Cholesterin gegessen habe.

Werden die Ganzheitsbetrachtungen angewandt auf den Cholesterinstoffwechsel, so ergibt sich daraus, daß eine isolierte Betrachtung des Fettstoffwechsels – ohne Berücksichtigung der anderen Ernährungskomponenten – zwangsläufig zu falschen Ergebnissen führen muß.

Die Cholesterin-Psychose und ihre Hintergründe

Eine Unterzeile dieses Buches lautet „Keine Gefahr für Leib und Seele“. Der Cholesterinrummel greift so um sich, daß man in manchen Fällen schon von einer Cholesterinpsychose sprechen kann.

Viele Patienten, die um Rat bitten, sagen auf die Frage: „Wie geht es Ihnen?“ „Gut, aber ich habe Angst, weil mein Cholesterin zu hoch ist.“

So wie das Blutdruckmeßgerät schon zum unsinnigen Mobiliar in vielen Haushalten gehört, wird der regelmäßige Gang zur nächsten Apotheke oder Krankenkasse, um den Cholesterinspiegel bestimmen zu lassen, bereits als normal angesehen.

Immer häufiger erreichen mich Briefe von besorgten Eltern, deren Kleinkindern im Alter von wenigen Monaten bereits ein zu hoher Cholesterinspiegel attestiert wurde. Und nicht nur das. Der Mediziner, der diese Fehldiagnose stellte, kommt gar nicht auf den Gedanken, dies könne normal sein, sondern er verordnet diesem sich bester Gesundheit erfreuenden Kind cholesterinsenkende Mittel!

Es wird erwogen, bereits bei Kindern im Kindergarten die „Vorsorge“ auf Untersuchung des Cholesteringehaltes auszudehnen. Krankenkassen unterstützen das Programm.

Versicherungen orientieren sich bei Abschluß am Cholesteringehalt des Klienten. Firmen achten bei Bewerbungen auf diesen Parameter.

So verschanzt sich die sogenannte Wissenschaft hinter dem Geschäft der angeblichen Vorsorge.

Die Fortbildung der Ärzte liegt, was den Ernährungsteil betrifft, weitgehend in der Hand der Nahrungsmittelindustrie. Sie hat das Geld und die Macht, Informationen so zu streuen, daß sie als „Wissenschaft“ auf den Schreibtisch des Arztes kommen. So entstand auch künstlich das Cholesterinproblem.

Die aufkommende Margarine-Industrie stand von Anfang an vor der schweren Aufgabe, sich gegen das traditionelle Fett Butter durchzusetzen, das seit Menschengedenken das natürlichste Speisefett ist.

Als ich Kind war, Anfang des 20. Jahrhunderts also, kam die Margarine in Deutschland auf. Es wäre damals niemand auf die Idee gekommen, statt der Butter nun ein in der Fabrik hergestelltes künstliches Fett zu essen. Um sich gegen bewährte Verzehrsgewohnheiten durchzusetzen, mußte nicht die Margarine gelobt, sondern die Butter herabgesetzt werden.

Die Butter auf der Anklagebank

Die Gründe, die die Butter auf die Anklagebank brachten, sind mehrfacher Art. Bei der Arteriosklerose und dem Herzinfarkt, der vorwiegend auf arteriosklerotischen Veränderungen der Herzkranzgefäße beruht, finden sich cholesterinhaltige fettartige Ablagerungen auf den Innenwänden der Blutgefäße. Da das Cholesterin in tierischen Fetten und nur in Spuren in pflanzlichen vorkommt, lag es zunächst nahe, die tierischen Fette für die Zunahme dieser Erkrankung verantwortlich zu machen, zumal ja auch der Fettverbrauch entsprechend angestiegen war.

Bei der genaueren Erforschung dieser Zusammenhänge zeigte sich aber, daß die Verhältnisse in Wirklichkeit ganz anders liegen. Zunächst weiß der Laie meist nicht, daß nicht nur die tierischen Fette, sondern auch andere tierische Produkte Cholesterin enthalten. So sind in Schweineleber 420 mg%, in Hirn 2300–3100 mg%, Eigelb 1400 mg%, Rinderniere 350 mg%, in Muskelfleisch 180 mg%, in Schlachtfetten 110 mg% Cholesterin vorhanden. Schon diese Tatsache würde ausreichen, um verstehen zu können, daß die Einschränkung tierischer Fette allein für die Verhütung der Gefäßschäden nicht maßgebend wäre.

Cholesterinzufuhr
einer männlichen Person/Tag (Durchschnittswerte)

Fleisch	135 g	enthält	136 mg	Cholesterin
Fleisch- und Wurstwaren	77 g	»	78 mg	»
Fisch	17 g	»	11 mg	»
Eier = 0,7 Stück	38 g	»	180 mg	»
Butter	14 g	»	19 mg	»

Quelle: Fett in der Ernährung, Margarine-Institut für gesunde Ernährung, Hamburg

So widerlegt sich die Fett-Theorie von selbst. Von Fleisch, Wurst, Fisch und Eiern werden dazu weitaus größere Mengen verzehrt als von Butter.

Nun gibt es aber genug Beobachtungen, die beweisen, daß die Cholesterinmenge, die mit der Nahrung zugeführt wird, für die Entstehung der Arteriosklerose nicht von ausschlaggebender Bedeutung ist. Der Körper ist nämlich imstande, selbst Cholesterin zu bilden, so daß die erhöhte Cholesterinmenge im Krankheitsfall gar nicht von dem in der Nahrung zugeführten Cholesterin abhängig zu sein braucht. Man fand nämlich, daß die Höhe des Cholesterinspiegels im Blut von ganz anderen Faktoren abhängig ist.

Am bekanntesten und gesichertsten ist die Tatsache, daß die Zufuhr von ungesättigten Fettsäuren den Cholesteringehalt im Blut senkt. Auch diese gesicherte Beobachtung scheint zunächst wiederum die Butter als nachteiliges Fett zu verdächtigen, denn im Durchschnitt enthalten die pflanzlichen Fette und Öle mehr ungesättigte Fettsäuren als die tierischen, besonders was die wichtige hochungesättigte Linol- und Linolensäure betrifft. Unter den tierischen Fetten nimmt jedoch gerade die Butter in bezug auf die ungesättigten Fettsäuren eine bevorzugte Stellung ein.

Die Menschen auf dieser Erde haben seit Jahrtausenden das Milchfett in Form von Milch oder Butter genossen und sind dadurch nicht krank geworden, geschweige denn, daß sie durch den Genuß von Butter einen Herzinfarkt bekommen hätten. Schon der gesunde Menschenverstand wehrt sich gegen die Vorstellung, daß die Butter, die in Jahrtausenden keine Arteriosklerose erzeugt hat, nun einen Herzinfarkt begünstigen soll, obwohl die starke Zunahme der Gefäßerkrankungen und des Infarktes gar nicht mit einer entsprechenden Steigerung des Butterkonsums einhergeht. In den westdeutschen Bundesländern wurde 1990 wieder weniger Butter verzehrt als im Vorjahr. Der Pro-Kopf-Verbrauch ist gegenüber 1989 von 7,4 auf 6,6 kg gesunken.

In diesem Zusammenhang ist auch die Beobachtung Lapiccirellas beweiskräftig, der bei Somalistämmen keinerlei Gefäßschäden nachweisen konnte, obwohl diese Hirten täglich bis zu zehn Litern Kamelmilch trinken, die einen doppelt so hohen Fettgehalt hat wie Kuhmilch.

Außerdem hätte die Natur einen weiteren kardinalen Fehler gemacht, indem sie für den Säugling cholesterinhaltige Muttermilch vorgesehen hat.

Es gibt noch eine Fülle anderer Beobachtungen, die mit Sicherheit dagegen sprechen, daß die arteriosklerotischen Gefäßerkrankungen ein reines Fettproblem sind. Nur einige wenige Punkte sollen erwähnt werden:

1. Die Höhe des Cholesteringehaltes im Blut geht nicht mit dem Verzehr tierischer Fette parallel.
2. Die Zufuhr von pflanzlichen naturbelassenen Fetten mit hohem Anteil von hochungesättigten Fettsäuren senkt zwar unter bestimmten Voraussetzungen den Cholesterinspiegel, gibt aber keine Garantie für die Verhütung von Arteriosklerose oder Herzinfarkt.

3. Auch bei Vermeidung tierischer Fette kommen hohe Cholesterinwerte im Blut vor.
4. Es gibt Fälle schwerster Arteriosklerose, bei denen im Blut keine Vermehrung der Fettstoffe vorhanden ist, und umgekehrt gibt es
5. Fälle mit hohen Cholesterinwerten, in denen fettarme Kost keine Besserung bringt.

Die Lösung des Problems liegt an einer ganz anderen Stelle: Was der Körper mit dem Fett anfängt, ist einzig und allein abhängig von der Stoffwechsellage des betreffenden Menschen, d. h. ein intakter Stoffwechsel ist imstande, das angebotene Fett richtig zu verarbeiten, so daß es nicht zu krankhaften Ablagerungen kommt.

Die Voraussetzungen für einen intakten Stoffwechsel liegen aber zweifellos in einer richtig zusammengesetzten Ernährung, die alle Stoffe enthält, die für den richtigen Ablauf der Stoffwechselvorgänge unerläßlich sind. Fehlen solche Stoffe oder ist ihr Verhältnis zueinander einseitig verschoben, kommt es zu Stoffwechselentgleisungen, die schließlich dazu führen können, daß der Organismus mit dem Fettabbau nicht fertig wird und es so zur krankhaften Cholesterinablagerung kommt. *Die Ursache der Arteriosklerose liegt also nicht im Fett, sondern äußert sich in einer Störung des Fettstoffwechsels,* genauso wie die Ursache der Rachitis nicht im Calcium*mangel* liegt, sondern in einer durch Vitaminmangel verursachten Kalk*verwertungs*störung. Erst bei Zufuhr von Vitamin D ist der Organismus in der Lage, das angebotene Calcium zu verwerten.

Die Tatsache, daß die Arteriosklerose und der Herzinfarkt seit Jahrzehnten in genau demselben Maße zunehmen wie die anderen ernährungsbedingten Zivilisationskrankheiten, läßt überhaupt gar keinen Zweifel offen, daß ihrer Entstehung auch letzten Endes dieselben Ursachen zugrunde liegen.

Diese grundsätzlichen Dinge sind bereits vor Jahrzehnten weltweit erkannt worden. Dies war das Ende der bis dahin gültigen Fett-Theorie. Sie wurde abgelöst von der Erkenntnis, daß in erster Linie die raffinierten Kohlenhydrate für krankhafte arteriosklerotische Ablagerungen in den Gefäßen verantwortlich sind.

Ganz in diesem Sinne sprechen die Beobachtungen von Prof. Yudkin, Ernährungswissenschaftliches Institut London, daß Störungen im Kohlenhydratstoffwechsel durch Genuß isolierter Kohlenhydrate (Fabrikzucker und Auszugsmehle) für die Entstehung der Arteriosklerose von entscheidender Bedeutung sind. Diese „neuen“ Forschungsergebnisse werden zwar als

„aufsehenerregend“ und „alarmierend“ bezeichnet. Für diejenigen, die auf dem Ernährungsgebiet nicht Einzelbeobachtungen verhaftet sind, sondern die Ernährung als einen komplexen Vorgang erkennen, sind sie jedoch eine alte Selbstverständlichkeit. Als Beispiel sei auf das besonders häufige Vorkommen der Arteriosklerose bei Zuckerkrankheit hingewiesen. Es ist jedoch nicht zu leugnen, daß Interessenvertreter der Nahrungsmittelindustrie diese Ergebnisse nicht zur Kenntnis nehmen und eifrig die aufwendigen „neuesten“ Ergebnisse der Arterioskleroseforschung – nämlich die falsche Fett-Theorie – diskutieren.

Im Prinzip ist eine „gesunde Ernährung“ der beste Garant für die Verhütung ernährungsbedingter Zivilisationskrankheiten. Sie muß an Stelle der Auszugsmehlprodukte (Weißbrot und Graubrot, in Süddeutschland Schwarzbrot) Vollkornprodukte enthalten, die isolierten Kohlenhydrate (Fabrikzucker) sind erheblich einzuschränken, um den Vitamin-B-Bedarf zu sichern, die wasserlöslichen Vitamine werden durch eine tägliche Frischkostzulage in Form von rohem Gemüse und rohem Obst garantiert, und für die Zufuhr von fettlöslichen Vitaminen und hochungesättigten Fettsäuren sorgen naturbelassene Fette. Wenn auch den natürlichen, unraffinierten pflanzlichen Ölen hier eine hohe Bedeutung zukommt, so muß doch mit Nachdruck betont werden, daß auch die Butter zu den naturbelassenen Fetten gehört und ihr Genuß niemals Krankheiten erzeugen kann.

Im Rahmen einer solchen biologisch vollwertigen Kost kann auch ein bereits arteriosklerotisch Erkrankter selbstverständlich ohne alle Bedenken Butter verzehren. Da zu der vitalstoffreichen Vollwertkost auch die Verwendung naturbelassener pflanzlicher Öle gehört, ist die Garantie einer optimalen Versorgung mit ungesättigten und hochungesättigten Fettsäuren gegeben.

Das Verbot des Naturproduktes Butter, das seit der frühesten Menschheitsgeschichte seine gesunderhaltenden Eigenschaften unter Beweis gestellt hat, wirkt wie eine Ironie. Es ist ein Kennzeichen unserer „verdrehten Zeit", daß überhaupt heute natürliche Lebensmittel wie Vollkornbrot und Butter gegen den Vorwurf, sie seien gesundheitsschädlich, verteidigt werden müssen, während Fabriknahrungsmittel, die in Wirklichkeit für viele Krankheiten verantwortlich sind, in getarnter und offener Reklame als vollendete Nahrungsmittel gepriesen werden und die Gefahren, die durch sie entstehen, von niemandem erkannt werden.

Schließlich ist die besonders gute Bekömmlichkeit und Verträglichkeit der Butter auch für Leber-, Galle-, Magen-, Darm- und Bauchspeicheldrüsenkranke hervorzuheben. Natürlich ist bei diesen Kranken darauf zu achten, daß auch die Butter (wie andere Fette) nicht mit den Speisen gekocht, sondern nach dem Kochprozeß den Speisen zugesetzt wird.

Butter ist das einzige Fett, das nicht erst in der Leber umgewandelt werden muß, sondern direkt vom Körper verwendet werden kann.

Die Natur hat es so eingerichtet, daß die Fettkügelchen der Milch und die Fettkügelchen des Blutes die Lymphe direkt passieren können. Das ist ganz besonders wichtig für den Säugling, der nach der Geburt, wahrscheinlich vorher schon als Embryo, die Milch-, bzw. die Blutfetttröpfchen direkt aufnehmen kann, ohne die Leber belasten zu müssen. Das ist von so eminenter Bedeutung, daß sich die Frage aufdrängt:

Wie ermöglicht das die Natur?

Beide Fette sind von der Natur aus von einem Proteinfilm überzogen, der eine Grenzflächensituation schafft. So können diese Fette unter Umgehung der Aufspaltung korpuskulär direkt durch die Lymphe aufgenommen und bis in die die Körperzellen umgebende Gewebsflüssigkeit und sogar durch die Zellmembran bis in das Cytoplasma geschleust werden. (Schweigart)

In exakten Experimenten konnte bewiesen werden, daß diese „direkte Verwertung" für Butter und Sahne gilt, daß jedoch nach totaler Zerstörung der naturgegebenen Emulsion, beispielsweise nach Herstellung von Butterschmalz, die Resorption auf enzymatischem Wege bereits im Darm erfolgt.

Über die (Un-)Glaubwürdigkeit merkwürdiger Gutachten

Was macht die Margarine-Industrie nun gegen eine so logische „Beweisführung pro Butter"? Sie wartet mit medizinischen Gutachten auf. Mit einem Professor – oder mehreren.

In den 70er Jahren wurde mir als Chefarzt ein umfassendes wissenschaftliches Werk von Professor Schettler über die Fett-Theorie zugestellt. Wie überrascht war ich, als ich darin blätterte und feststellte, daß Prof. Schettler das Buch im Auftrag der Margarine-Industrie verfaßt hatte! Als ich dies später auf einer Tagung erwähnte, wurde mir gesagt, daß ich versehentlich eine Ausgabe erhalten habe, die nicht für Ärzte bestimmt war.

In den 70er Jahren investierte die Margarine-Industrie Millionen Mark, um den in der Butter enthaltenen Stoff Cholesterin als schädlich für die Gesundheit anzuprangern. Der Verbraucher wurde mit Aussagen wie „Butter macht Herzinfarkt" oder „Butter verkürzt die Lebenserwartung" geschockt. Der Margarine-Industrie war es jahrelang gelungen, Umsatz und Einnahmen allein dadurch ins schier Unermeßliche zu steigern, daß man laufend medizinische Gutachten über die angeblich gesündere Margarine veröffentlichte. Margarine, so zitierten die Werber, meist potente Mediziner, enthalte viele ungesättigte Fettsäuren und trage deshalb nicht wie die Butter zur Arterienverkalkung und zum Herzinfarkt bei.

Selbst eine Expertenkommission der Bundesärztekammer verstieg sich 1978 – gestützt auf das Gutachten des besagten Heidelberger Internisten und Margarine-Fans Prof. Schettler – zu einem lautstarken Verdammnisurteil über die Butter. Mit der ganzen Überzeugungskraft einer Standesorganisation verkündete sie: „Margarine ist gesünder als Butter".

Kritik kam jedoch aus den eigenen Reihen. Prof. Dr. Manfred Pflanz von der Medizinischen Hochschule Hannover, damals selbst noch Mitglied des Wissenschaftlichen Beirats der Bundesärztekammer, kritisierte das Dogma der Margarine-Empfehlung, da von einer einheitlichen Meinung zu diesem Thema nicht die Rede sein könne. Er trat demonstrativ aus dem Beirat aus.

Wie peinlich, daß der Wissenschaftliche Beirat der Bundesärztekammer 1980 zugeben mußte, daß das vorher abgegebene Urteil über die Butter nicht aufrechterhalten werden könne, da die Empfehlungen „zum qualitativen Fettverzehr wissenschaftlich nicht ausreichend begründet“ seien. Der Beirat hatte sich blind auf die unkontrollierten Empfehlungen des „bekannten Fachmanns“ Schettler verlassen.

Und Prof. Schettler hatte abgeschrieben aus der „Information on Agriculture“ Nr. 40 der Kommission der Europäischen Gemeinschaft. Allerdings hatte er dabei Wesentliches unter den Tisch fallen lassen und zu Gunsten der Margarine-Industrie nuanciert.

Die Expertenkommission der EG hatte sich nämlich entgegen seiner Schlußfolgerung nicht zu einer Margarineempfehlung durchringen können, da sie nicht überzeugt war „daß der gegenwärtige Kenntnisstand einen allgemeinen Rat an die breite Öffentlichkeit“ erlaube. So habe man, rügte Prof. Pflanz, den Rückgang der Sterblichkeit durch „Kardiovaskuläre Erkrankungen“ seit 1965 in den USA (um 20%) mit der Zunahme der Sterbefälle in der Bundesrepublik an „ischämischen Herzkrankheiten“ von 1975 auf 1976 verglichen. Es wurden also unvergleichbare Sachverhalte miteinander verglichen. Die Empfehlungsbehauptung, in den USA sei infolge von Veränderungen im Bereich des Fettverzehrs der mittlere Cholesterinspiegel erwachsener Männer von knapp 230 mg% auf etwa 205 mg% gesunken, fand Prof. Pflanz in amerikanischen Statistiken nicht bestätigt.

Schettlers „frisierte“ Margarine-Empfehlung wurde vom Wissenschaftlichen Beirat der Bundesärztekammer ungeprüft übernommen „unter dem Eindruck der anerkannten Fachkompetenz des Autors, des Gewichtes der von ihm angegebenen Quellen und der Dringlichkeit, die er ihr aufgrund der Verunsicherung der Bevölkerung in Ernährungsfragen beimaß.“

Einen eindeutigen Beweis, daß Butter eher als Margarine Arterien verkalken und Herzen stillstehen läßt, einen solchen Beweis blieb er schuldig.

Der Beirat der Ärztekammer gelobte Besserung im Hinblick auf künftige Empfehlungen und Stellungnahmen. In seinem Empfehlungs-Widerruf bedauerte er „daß eine wissenschaftliche Auseinandersetzung über die Bedeutung der Nahrungsfette ... durch die Einflußnahme kommerzieller Interessen erschwert wird“.

Dieser Widerruf drang leider nicht bis zu den inzwischen in die Irre geführten Verbrauchern vor. Derber drückte sich seinerzeit DER SPIEGEL aus (23. 4. 1979): „Der ordentliche Professor Edmund Renner, Butterfreund aus Gießen, hält die Margarine-Fürsprecher unter seinen Medizinkollegen schlicht für käuflich.“

Den Gewinn aus den Aussagen Prof. Schettlers kann sich die Margarine-Industrie noch lange aufs Brot schmieren, bis sich mal wieder ein Gutachter findet, der Gutes über die Margarine und Schlechtes über die Butter zu berichten weiß. So hat sie ihrem Fett-Papst denn auch einen Orden umgehängt. Die Ärzte-Zeitung berichtete am 28./29. 7. 1989: „Professor Dr. Dr. h. c. mult. Gotthard Schettler, Direktor emeritus der Medizinischen Klinik der Universität Heidelberg und Mitglied im Wissenschaftlichen Beirat der Ärzte-Zeitung ist für seine 24jährige Mitarbeit im Kuratorium für die Verleihung des Heinrich-Wieland-Preises in Gold ausgezeichnet worden. In Heidelberg hat Schettler die Medaille von Prof. Dr. Karl-Friedrich Gander, dem Vorsitzenden des Margarine-Instituts für gesunde Ernährung, erhalten. Das Institut ist der Stifter des Heinrich-Wieland-Preises".

Das Deutsche Ärzteblatt teilte am 9. Mai 1991 mit, daß „der Vorstand der Bundesärztekammer ... dem um die deutsche Ärzteschaft hochverdienten Gotthard Friedrich Schettler ... die Paracelsus-Medaille der deutschen Ärzteschaft" verleiht. Er hat sich „durch unermüdliches ideenreiches wissenschaftliches Engagement ... sowie um das Gesundheitswesen in der Bundesrepublik Deutschland in vorbildlicher Art verdient gemacht."

Der Cholesterinrummel macht deutlich, wie weit die Gesundheit der Bevölkerung abhängig ist von den zeitbedingten Launen, dem Kenntnisstand und der Bestechlichkeit einzelner „Wissenschaftler".

Das Groteske dieses Sachverhalts kommt aber erst voll zum Bewußtsein, wenn man einen Schritt weitergeht und erkennt, daß der Herzinfarkt und die arteriellen Gefäßerkrankungen viel mehr von dem Verzehr raffinierter Kohlenhydrate abhängig ist als von der Art und der Menge des Fetts in der Nahrung.

Die cholesterinartigen Ablagerungen bei der Arteriosklerose sind krankhafte Stoffwechselprodukte eines gestörten *Gesamt*stoffwechsels.

Cholesterin und Herzinfarkt

Angst ohne Ende und ohne Berechtigung

Da die Angst vor dem Cholesterin gleichbedeutend ist mit der Angst vor dem Herzinfarkt, soll nochmals auf die Beziehung Cholesterin–Herzinfarkt eingegangen werden.

- Cholesterin ist eine fettartige Substanz und ein ubiquitär im menschlichen (und tierischen!) Organismus vorkommendes Steroid, also lebensnotwendig.
- Cholesterin wird – ähnlich wie Lecithin – für den Aufbau der Zellmembran benötigt. Es ist unentbehrlicher Bestandteil von Zellen und Gewebe.
- Cholesterin ist für den Fett-Transport unentbehrlich. Nur durch die Bindung der Fettsäuren an Cholesterin mit Hilfe von Gallensäuren und Cholinesterasen kann ein Durchtritt der Fettsäuren durch die Darmwand erfolgen. Aber auch der Übertritt der Fettsäuren aus dem Blut durch die Zellwände in die Zellen ist nur mit Hilfe von Cholesterin möglich.
- Cholesterin ist weiterhin unentbehrlich für

die Bildung von Hormonen. Die Hormone der Nebenniere, die Hormone der weiblichen und männlichen Geschlechtsorgane sind abhängig vom vorhandenen Cholesterin.

- Cholesterin stellt der Organismus selbst her, wenn mit der Nahrung nicht genügend zugeführt wird – und umgekehrt, wird zu viel Cholesterin angeboten, produziert er weniger.

Wenn eine Boulevardzeitung morgen verbreiten würde, daß es ohne ausreichendes Cholesterin keine sexuelle Liebesfähigkeit und Fortpflanzung gäbe, wäre das „Cholesterinproblem" schlagartig gelöst, das Ansehen der Butter würde wieder steigen, und der ganze Spuk wäre vorbei. Es sei deshalb auf die Bedeutung des Cholesterins für das Sexualleben besonders hingewiesen. Interessant ist auch, daß die chemische Strukturformel des Cholesterins mit denen der Sexualhormone große Ähnlichkeit hat und der Organismus leicht den einen chemischen Stoff in den anderen verwandeln kann. Selbst die chemischen Formeln der herzwirksamen Glykoside des Fingerhuts zeigen einen ähnlichen Grundaufbau wie das Cholesterin. Das Cholesterin stellt also eine zentrale Grundsubstanz im Stoffwechsel dar. Dies sei nochmals besonders erwähnt, um zu zeigen, wie sinnlos die Angstmacherei vor Cholesterin ist.

Es wäre daher vernünftig – anstatt vor Cholesterin –, Angst zu machen vor der zivilisatorischen Fehlernährung, ohne die letzten Endes eine Hochspielung des Cholesterinproblems nicht möglich wäre. Die Verteufelung des Cholesterins begann aus den bereits erwähnten wirtschaftlichen (nicht wissenschaftlichen!) Gründen der Margarine-Industrie. Zunächst schienen die vorgelegten Zahlen über eine Korrelation zwischen erhöhtem Serum-Cholesterin und Zunahme der Arteriosklerose bestechend, zumal der Fettverzehr ebenfalls parallel angestiegen war.

In den letzten 40 Jahren ist es der Forschung jedoch nicht gelungen, auch nur einen einzigen glaubwürdigen Beweis für diese Behauptung vorzulegen.

Der Fettverzehr wurde weltweit wie empfohlen gedrosselt, der Verzehr von cholesterinarmer Margarine nahm zu, der Butterverzehr sank. Trotzdem stehen Herz- und Kreislauftote weiterhin in der Todesstatistik der „zivilisierten" Völker an erster Stelle.

Durch Einschränkung cholesterinhaltiger Nahrungsmittel ist es lediglich gelungen, den „durchschnittlichen Cholesteringehalt der Bevölkerung" zu senken. Der Herzinfarkt nimmt aber umgekehrt proportional zu. Nun hat man beschlossen, den „gesunden Laborwert" des Cholesterins nochmals zu drosseln auf 200 mg% und darunter. Ob der Herzinfarkt das auch weiß? – möchte man zynisch fragen.

Die irrige Cholesterin-Herzinfarkt-Meinung kommt ja dadurch zustande, daß man in den Herzkranzgefäßen des Infarktpatienten krankhafte Ablagerungen findet, die unter anderem Cholesterin enthalten.

Bei der sich über Jahrzehnte hinziehenden Entstehung der krankhaften Veränderungen in den Arterien lagern sich auch Kalksalze ab, was dazu geführt hat, daß man diese Vorgänge als Arteriosklerose (Arterien*verkalkung*) bezeichnet. Es kann aber nicht oft genug betont werden, daß die chemische Substanz Cholesterin keinen Herzinfarkt erzeugt, sondern daß die krankhaften Gefäßveränderungen ihre Ursache in einer komplexen Fehlernährung des Menschen haben.

Krankhafte Ablagerungen, unter anderem auch von Cholesterin, sind niemals die Ursache der Arteriosklerose und des Sonderfalls des Herzinfarkts, sondern lediglich Symptome einer falschen Ernährung. Dabei muß auch immer wieder darauf hingewiesen werden, daß diese pathologischen Ablagerungen von fettartigen

Substanzen auf der Innenwand der Gefäße nicht auf dem Verzehr von Fett beruhen, wie es die alte Fett-Theorie annahm, sondern vorwiegend eine Folge des Verzehrs raffinierter Kohlenhydrate sind, also Fabrikzuckerarten und Auszugsmehle.

Zur Bedeutung des Cholesterins als Fett-Transporteur sei an dieser Stelle Prof. Dr. H. A. Schweigart zitiert, Präsident der Internationalen Gesellschaft zur Erforschung von Zivilisationskrankheiten und Vitalstoffen, kurz Vitalstoffgesellschaft genannt:

Erster Cholesterinkreislauf
Das Cholesterin übernimmt beim Fetttransport, insbesondere jenseits des Darms, eine beachtliche Aufgabe. Mit Hilfe einer synthetisierenden Cholesterinesterase und von Gallensäuren werden im Darm Fettsäuren der Nahrung an Cholesterin unter Entstehung von Cholesterinestern der Fettsäuren gebunden. Diese Cholesterinester sind imstande, die Darmwand zu passieren. Jenseits der Darmwand tritt eine spaltende Cholesterinestererase in Aktion. Dabei wird das Cholesterin wieder freigesetzt und wandert durch die Darmwand in den Darm zurück. Die Fettsäuren gelangen in den Lymphstrom und damit in den Blutstrom.

Zweiter Cholesterinkreislauf
Die nun im Blut befindlichen resorbierten Fettsäuren müssen den Zellen des Organismus zugeführt werden. Der Durchtritt der Fettsäuren ist aber nur in einer resorbierbaren Form möglich, so z. B. in der Veresterung mit freiem Blutcholesterin. Eine solche Veresterung – Transport des Cholesterinesters durch die Zellmembran – findet mit Hilfe der Cholesterinesterase des Blutes ständig statt. Nach Eintritt der Cholesterinesterase in die Zelle erfolgt die Freisetzung des Cholesterins, das in die Blutbahn zurückkehrt. So haben wir es mit einem Cholesterinkreislauf diesseits und jenseits der Darmwand und einem Cholesterinkreislauf diesseits und jenseits der Zellmembran zu tun.

Cholesterin spielt somit eine äußerst lebenswichtige Rolle im Organismus und muß als Vitalstoff angesprochen werden.

Risikofaktoren?

Um das Falsche der Vorstellungen, daß Fett bzw. Cholesterin einen Herzinfarkt verursacht, zu entkräften, sollen die zahlreichen Faktoren genannt werden, die bei der Entstehung des Herzinfarkts von Bedeutung sind. In der Literatur werden sie häufig in verschleiernder Weise als Risikofaktoren bezeichnet.

Unter diesen Faktoren wird der **erhöhte Blutdruck** genannt. Bei genauer Prüfung der Zusammenhänge stellt sich jedoch heraus, daß die Blutdruckerhöhung ihrerseits Ursachen hat, die allerdings zugleich auch Ursachen des Herzinfarkts sein können.

Man kann die Ursachen der Blutdruckerhöhung wiederum in zwei Gruppen einteilen: seelische Belastungen, die zu Spannungen führen und eben die erwähnte Fehlernährung. Letztere führt zu tiefgreifenden Stoffwechselstörungen, sowohl auf dem Fett- wie auf dem Kohlenhydrat- und Eiweißgebiet, bei denen der Nachweis gesichert ist, daß der Kohlenhydratanteil die ausschlaggebende Rolle spielt.

Ein anderer Faktor bei der Entstehung des Herzinfarkts ist die **Übergewichtigkeit,** die aber selbst natürlich keine Ursache des Herzinfarkts ist, sondern ihrerseits bereits Ursachen hat. Und zwar sind es dieselben Ursachen, die zu den pathologischen Veränderungen führen, die man beim Herzinfarkt findet. So erklärt es sich, daß eben häufig die Krankheit Fettsucht mit Störungen des Cholesterinstoffwechsels kombiniert vorkommt. Die Krankheit Fettsucht entsteht jedoch nicht durch Fettverzehr. Ob aber eine Kalorie, sei sie als Fett, als Kohlenhydrat oder als Eiweiß zugeführt, im Organismus als Wärme, Energie oder Fett erscheint, hängt von den jeweiligen Stoffwechselvorgängen ab. Der intakte Stoffwechsel baut Fett zu den Endprodukten Kohlensäure und Wasser ab. *Fett macht nicht Fett (fett).* Die Ursache der Erkrankung liegt nicht im Zuviel an Kalorien oder Fett, sondern im Fehlen biologischer Wirkstoffe (Vitalstoffe), durch deren Mangel die zivilisatorische Kost gekennzeichnet ist. Dieser Mangel bewirkt eine Fehlsteuerung der Stoffwechselvorgänge, so daß das krankhafte Stoffwechselzwischenprodukt Fett entsteht und deponiert wird. Überschüssige Kohlenhydratmoleküle werden umgewandelt in Fett. Dieses krankhaft abgelegte Fett entsteht auch bei sogenannter fettreduzierter Diät, bei einer Reduktionskost von z. B. nur 800 Kalorien. Das Fett wird jedoch nachweislich abgebaut bei Zufuhr naturbelassener Fette und Verabreichung vitalstoffreicher Vollwertkost, auch wenn sie 2000–3000 Kalorien und mehr enthält. In sorgfältigen klinischen Beobachtungen über Jahrzehnte fand ich dies immer wieder bestätigt. Wird dem Organismus zu wenig Fett über die Nahrung zugeführt, holt er seinen Bedarf aus den Depotfetten. Er ist aber auch in der Lage, Kohlenhydrate, zum Teil auch Eiweiß über Kohlenhydrate, in Fette umzubauen. Daraus geht eindeutig hervor, daß die Arteriosklerose gar kein reines Fettproblem sein kann.

Auch bei der **Zuckerkrankheit,** dem Diabetes mellitus, findet sich zugleich eine Erhöhung der Cholesterinwerte im Blut, wiederum ein Zeichen, daß beiden Vorgängen gemeinsame Ursachen zugrundeliegen. Es ist auch hier nicht das Cholesterin, das krank macht, sondern die veränderten Cholesterinwerte im Blut sind das Symptom einer komplexen Stoffwechselstörung, deren Ursache in der zivilisatorischen Fehlernährung liegt. Bei dieser spielen aber nicht die Fette, sondern die raffinierten Kohlenhydrate, beim Diabetes zum Teil auch der übermäßige Verzehr von tierischem Eiweiß eine wesentliche Rolle.

Bei der Entstehung des Herzinfarkts wird

auch oft die **mangelnde Bewegung** des zivilisierten Menschen angeführt. Dies ist nur beschränkt richtig, denn man kann die Folgen einer Fehlernährung durch Sport bzw. körperliche Betätigung nicht ausgleichen, sondern nur, indem man die Fehler abstellt. Dies zeigt in Wirklichkeit die Tatsache, daß man bei Sportlern trotz körperlicher Leistungen Arteriosklerose findet, falls sie den Sport nicht mit einer vitalstoffreichen Vollwertkost kombiniert haben.

Der Vollständigkeit halber muß auch das **Rauchen** als Ursache des Herzinfarkts erwähnt werden. Wenn aber nicht gleichzeitig durch Fehlernährung entstandene krankhafte Ablagerungen in den Arterien vorliegen, ist das Rauchen allein nicht imstande, einen Herzinfarkt hervorzurufen. Liegen jedoch durch Fehlernährung bedingte arteriosklerotische Gefäßveränderungen vor, so stellt das Rauchen eine wesentliche verschlimmernde Komponente dar.

Wenn **Streß** als Ursache des Herzinfarkts genannt wird, so gilt dies nur für seine Auslösung. Ohne gleichzeitige arteriosklerotische Veränderungen reicht der Streß allein nicht aus, um einen Herzinfarkt mitzuverursachen. Trotzdem stellt natürlich der Streß bzw. eine plötzliche seelische Belastung für die Auslösung des Herzinfarkts eine wichtige Komponente dar.

Die Faktoren, die bei der Entstehung des Herzinfarkts von Bedeutung sind, wurden nur deshalb nochmals kurz zusammengefaßt dargestellt, um zu zeigen, daß das Cholesterin dabei eine ganz untergeordnete Rolle spielt.

Für die Verschleierung dieser Zusammenhänge zwischen Ernährung und Zivilisationskrankheiten ist die Tatsache von Bedeutung, daß alle ernährungsbedingten Zivilisationskrankheiten (mit Ausnahme der Zahnkaries) lange Zeiträume – meist Jahrzehnte – benötigen, bis sie manifest sind. Der Zeitfaktor verschleiert die Zusammenhänge. Daß trotzdem heute immer jüngere Altersgruppen von diesen Krankheiten erfaßt werden, die früher das Privileg der älteren Menschen waren, hängt damit zusammen, daß die Fehler der vorigen Generationen sich als Vorschädigung für die Folgegenerationen bemerkbar machen. Es haben sich bereits genetische Schäden in die Erbmasse eingeschlichen.

HDL und LDL – feindliche Brüder?

Kaum ist es gelungen, die Menschen durch die Cholesterintheorie so zu verbilden, daß sie wirklich glauben, dieser wichtige Stoff könnte krank machen, werden sie mit einer neuen Schreckenskunde verunsichert. Sie müssen angeblich umlernen oder etwas Neues dazulernen. Das gewöhnliche Cholesterin sei es gar nicht, was so schlimme Folgen zeitigt, sondern die Menschen müssen nun unterscheiden. Es gibt ein „böses" LDL (low density lipoprotein), also ein Cholesterin mit niederer Dichte, und ein „gutes" HDL (high density lipoprotein), ein Cholesterin mit hoher Dichte. Natürlich geht diese Einteilung in HDL und LDL am Wesentlichen des Cholesterinproblems vorbei.

Leider kommt auch der medizinische Laie um eine Auseinandersetzung mit diesen Begriffen nicht herum, da er ja damit ständig konfrontiert und verunsichert wird.

Fette sind wasserunlöslich. Cholesterin und auch Fettsäuren müssen also, um im Blut transportiert werden zu können, im Organismus wasserlöslich gemacht werden. Sie koppeln sich deshalb kurzerhand an Eiweißkörper an, sogenannte Proteine, und werden von diesen Eiweißkörpern transportiert. Diese Moleküle werden Lipoproteine genannt (Lipo = Fett, Protein = Eiweiß).

Es gibt unterschiedliche Lipoproteingruppen im Blut. Zwei davon sind die genannten LDL und HDL. Das LDL transportiert das Cholesterin in die Zellen, HDL bringt es aus den Zellen zurück zur Leber. Dort wird das Cholesterin abgebaut und in Form von Gallensäuren wieder ausgeschieden.

Bei Stoffwechselstörungen – und diese entstehen vorwiegend durch zivilisatorische Kost mit raffinierten Kohlenhydraten und nicht durch zu viel Fett, das muß immer wieder betont werden – kann es zu krankhaften Ablagerungen von LDL in den Zellen kommen, weil das HDL den Abtransport zur Leber nicht mehr bewältigt. Es kann aber auch zu krankhafter Erhöhung von LDL und HDL im Blut kommen. Dies ist jedoch nicht die Ursache, sondern lediglich ein Hinweis darauf, daß der Stoffwechsel nicht mehr reibungslos zu funktionieren scheint.

LDL ist also keinesfalls ein „böses“ Cholesterin, sondern genauso lebensnotwendig wie HDL. Die LDL-Form ist die für die Zellen günstigste, um sie mit dem lebenswichtigen Cholesterin zu versorgen. Zellen, Nebennieren und Sexualorgane sind in der Lage, besonders viele LDL-Rezeptoren zu bilden, um den Hormonbaustein Cholesterin zur Verfügung zu haben. Ein Wunderwerk der Natur, das nur der Mensch entgleisen lassen kann durch Fehlverhalten und Fehlinterpretation.

Weil bei den Ablagerungen auf der Innenwand der Gefäße LDL „entdeckt" wurde, sieht man ganz primitiv die Schuld am Herzinfarkt bei diesem Stoff.

Übrigens, die Innenwände der gesunden Gefäße sind spiegelglatt. Auch das Cholesterin ist eine glatte Substanz. Es kann normalerweise an den glatten Gefäßwänden, noch dazu im strömenden Blut, nicht hängenbleiben. Erst durch Unebenheiten, hervorgerufen durch die vorgenannten Stoffwechselstörungen, die ja bereits Ursachen haben, lagert sich Cholesterin ab.

Diese vorausgegangenen Störungen können sich im Eiweiß-, Fett-, Kohlenhydratstoffwechsel, aber beispielsweise auch im Vitamin-, Calcium-, Hormon- oder Enzymhaushalt abgespielt haben. Die Fogen sind erschwerter Stoffaustausch zwischen Blut und Gefäßwand, mangelhafte Gefäßwandernährung, Lipidablagerung in Form eines Fettfilmes an der Gefäßwand, Cholesterinablagerung.

Dies ist durch zahlreiche Forschungsarbeiten belegt.

Doch die „Wissenschaft“ sorgt dafür, daß die Bevölkerung nicht zur Ruhe kommt. Man ist daher berechtigt, bei den Auseinandersetzungen um das Cholesterin von einer Pseudowissenschaft zu sprechen.

Wie hoch ist denn „zu hoch" beim Cholesterinspiegel?

Man muß sich auch mit der Frage beschäftigen, wie hoch der durchschnittliche Cholesterinspiegel normalerweise ist. Diese Frage ist jedoch genausowenig exakt zu beantworten, wie die nach der „normalen" Körpergröße, nach dem „normalen" Umfang der Oberarme, dem „normalen" Brustumfang, der „normalen" Nasen-, Arm- und Beinlänge des Menschen. Diese Faktoren sind doch außerordentlich individuell verschieden und zeigen eine starke Variationsbreite. Noch mehr gilt dies für Laborwerte, die von zahlreichen Faktoren abhängig sind. Sie unterliegen ständigen Schwankungen. Schon aus diesem Grunde ist es nicht berechtigt, sie als starre Werte festzulegen und einen allgemein gültigen Cholesterinspiegel von möglichst unter 200 mg% anzustreben. *Ein* Durchschnittswert, der nun für *alle* als Maßstab angelegt werden soll? Wer nicht in diese Norm paßt, darf einfach nicht gesund sein! Welch widersinnige Betrachtungsweise.

Besonders deutlich wird dieser Unfug auch beim Messen der Blutdruckwerte. Sie schwanken doch ständig. Man könnte sie vergleichen mit der Tachonadel eines Autos. Der Tacho paßt sich der Fahrweise an. Der Blutdruck natürlich auch der jeweiligen Lebenssituation. Da der Patient meistens schon aufgeregt auf die Messung wartet, steigt der Blutdruck, und es kann selbstverständlich zu keinem „normalen“ Ergebnis kommen. Unzählige Patienten schlucken jedoch täglich blutdrucksenkende Mittel und wundern sich, warum es ihnen nicht besser geht. Am Blutdruck sollte man eben nie mit Medikamenten herumdoktern, sondern sich um die Krankheit und deren Ursachen kümmern.

Genauso verhält es sich mit den Cholesterinwerten. Wenn Fett gegessen wird, steigen natürlich die Fettwerte im Blut. Wenn es nicht so wäre, müßte sich der Patient Gedanken machen. Man kann auch nicht einheitlich für alle Menschen festlegen, daß der Nüchternwert spätestens 10 Stunden nach der letzten Mahlzeit bei höchstens 200 mg% Cholesterin liegen darf. Jeder Mensch reagiert doch anders, denn er ist ein lebendiges Wesen, noch dazu ein individuelles, und keine tote Materie aus dem Labor.

So gibt es Zehntausende von Menschen, die Jahrzehnte völlig gesund und leistungsfähig sind und keinerlei Beschwerden haben, bei denen aber einzelne Laborwerte von der Norm erheblich abweichen.

Es gibt genetisch verankerte sehr hohe Cholesterinwerte schon seit Geburt. Sie haben bei den Betreffenden zwar keinerlei Krankheitswert, man kann jedoch damit diese Menschen ständig in Unruhe versetzen. Laborwerte vermitteln dem Betrachter nur ein sehr einseitiges Bild. Sind einem diese Verhältnisse bewußt, so gibt es nur ein sicheres Mittel, die Angst und Unruhe des Menschen zu beseitigen, indem man ihm Sicherheit vermittelt, die aus einer gesunden Ernährungs- und Lebensweise erwächst.

Was nützt die ständig wiederholte Bestimmung der Laborwerte, wenn daraus nicht die Notwendigkeit einer gesunden Lebensführung abgeleitet wird? So kann andererseits der Mensch auf die Bestimmung dieser Werte verzichten, wenn er sich an die Gesetze der Natur hält. Verstößt er gegen die Schöpfungsgesetze, sind die negativen Folgen durch den Gang ins Labor nicht ungeschehen zu machen.

Der Mensch möchte jedoch gern ungestraft gegen die Naturgesetze verstoßen und gelegentlich am Laborbefund ablesen können, ob er schon zu weit gegangen ist. Doch hier täuscht er sich, denn die Folgen fehlerhafter Ernährung zeigen sich infolge des Zeitfaktors erst Jahre später. Dann können allerdings bereits morphologische Schäden (meist fälschlicherweise als organische bezeichnet) vorliegen, die nicht rückbildungsfähig sind – z. B. Steinbildungen, Arteriosklerose, nicht mehr heilbare Stoffwechselstörungen wie Diabetes, Erhöhung der Harnsäure- und Cholesterinwerte im Blut u. a.

Die Berücksichtigung des Zeitfaktors – die Krankheiten benötigen lange Zeit, bis sie nachweisbar sind – erklärt auf der anderen Seite den Sachverhalt, daß viele Menschen trotz langfristiger Einhaltung der Regeln gesunder Ernährung keine Besserung ihrer krankhaften Befunde mehr erreichen: die Gallensteine verschwinden nicht mehr, die Ablagerungen auf der Innenwand der Arterien bilden sich nicht mehr zurück, die Cholesterinwerte im Blut bleiben eventuell erhöht.

Der nüchterne Tatbestand ist also, daß die ernährungsbedingten Zivilisationskrankheiten im strengen Sinne unheilbar sind. Trotzdem kann der Mensch, der sich an die Regeln gesunder Ernährung hält, damit rechnen, daß die Krankheit nicht weiter fortschreitet und die Beschwerden gelindert werden.

Das kleine Fett-Brevier

Fette sind wichtige Nährstoffe. Sie dienen als Energielieferanten und Energiespeicher. Physikalisch gesehen wird bei der Oxidation von 1 g Fett ca. 9,3 kcal an Wärme freigesetzt.

Fette sind nicht nur Energiespender, sondern auch wichtig für die Zufuhr fettlöslicher Vitamine (A, D, E und K. Früher bezeichnete man die Linolsäure, eine mehrfach ungesättigte Fettsäure, als Vitamin F).

Entscheidend für die Gesundheit ist, welche Fette wir essen. Auch für die Fette gilt der Leitsatz von Prof. Kollath: „Laßt die Nahrung so natürlich wie möglich!“ Bei den Fetten heißt es also in der Praxis: Butter, Sahne, sogenannte kaltgepreßte, unraffinierte Öle.

Chemisch gesehen sind Fette Triglyceride (tri = drei). Sie bestehen immer aus einem Molekül Glycerin (Alkohol) und drei Molekülen Fettsäure (organische Säuren).

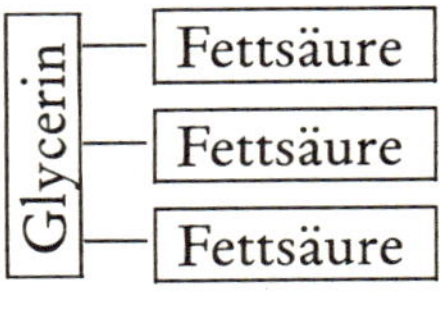

Die Fettsäuren können unterschiedlich gebaut sein, verschieden lange C-Ketten (Kohlenstoffketten) haben und in einem Triglycerid beliebig variieren.

Bei den Fetten handelt es sich immer um lange Kohlenstoff-Wasserstoff-Verbindungen.

Es gibt **gesättigte Fettsäuren.** Jedes Kohlenstoffatom hat dann seine passenden Wasserstoffatome.

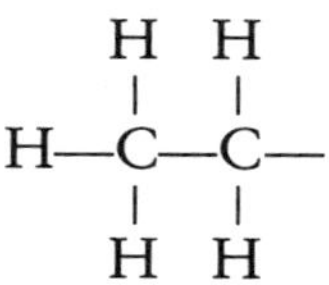

C = Kohlenstoff (vierwertig)
H = Wasserstoff (einwertig)

Es gibt außerdem noch **ungesättigte Fettsäuren.** Man bezeichnet sie als *einfach ungesättigte* Fettsäuren, wenn zwei Kohlenstoffatome kein passendes Wasserstoffatom finden und sich miteinander ein zweites Mal „verheiraten", also eine Doppelbindung bilden.

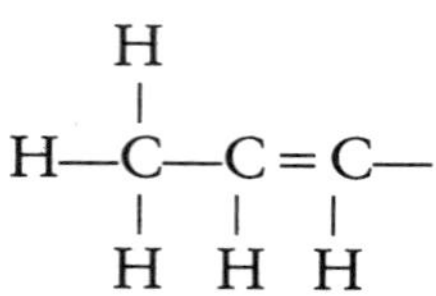

Mehrfach ungesättigte Fettsäuren bilden aufgrund fehlender Wasserstoffatome mehrere Doppelbindungen:

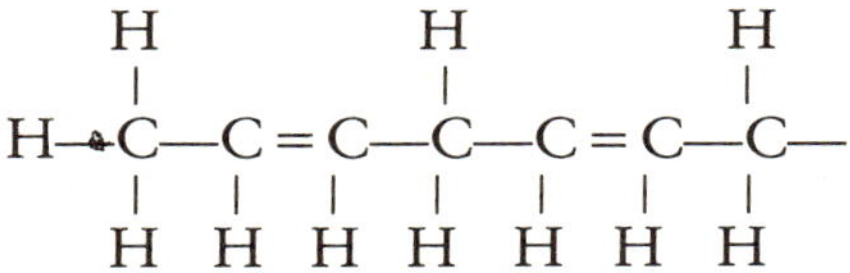

Je länger die Kohlenstoffkette ist, um so fester ist das Fett und um so höher liegt der Schmelzpunkt. Je kürzer die Kohlenstoffkette ist, um so flüssiger ist das Fett.

Der Organismus kann übrigens gesättigte und einfach ungesättigte Fettsäuren selbst herstellen. Die mehrfach ungesättigten Fettsäuren muß er zuführen. Das Naturfett Butter hat zum Beispiel 76 verschiedene Fettsäuren, davon sind etwa 58–65% gesättigte Fettsäuren, 29–37% einfach ungesättigte, 2,9–4,6% zweifach ungesättigte und 0,9 bis über 2% hochungesättigte Fettsäuren (Polyensäuren). Ein Wink der Natur, daß man es mit den hochungesättigten Fettsäuren nicht übertreiben sollte!

Es laufen im Fettstoffwechsel Parallelen ab wie beim Eiweißstoffwechsel. Bestimmte essentielle Aminosäuren müssen dem Organismus ja auch zugeführt werden. Eine gewisse Zeit kann er sich in jedem Fall selbst helfen, ohne daß lebensbedrohliche Zustände auftreten. Denken wir nur an die freiwillige Nahrungsenthaltung, das Fasten. Ich habe Patienten erlebt, die 40–50 Tage (in Einzelfällen noch länger) gefastet haben und dadurch eine Besserung chronischer Beschwerden erreichten. Der Organismus ist ein Wunderwerk der Schöpfung und mit Laborwerten eben nicht zu erfassen!

Hat Napoleon das gewollt?

Vor rund 130 Jahren, Mitte des 19. Jahrhunderts, bereitete Kaiser Napoleon III die Versorgung seiner wachsenden militärischen Streitkräfte, aber auch der Bevölkerung, mit Nahrungsmitteln Kopfzerbrechen. Ein sattes Volk ist leichter zu regieren als ein hungerndes. So intensivierte er nicht nur die Landwirtschaft und Selbstversorgung seiner Landsleute, sondern schrieb auch einen Wettbewerb aus. Es sollte ein billigeres und haltbareres Streichfett als die Butter gefunden werden.

Hippolyte Mège-Mouriès, Apothekengehilfe, laborierte so lange herum, bis er dem Kaiser eine Ersatzbutter vorweisen konnte, die akzeptiert wurde. Da das neue Streichfett von perligem Aussehen war, nannte er es werbeträchtig Margarine, abgeleitet von dem französischen Wort margaron = Perle.

1869 ließ Mège-Mouriès sich die Erfindung patentieren. Bereits ab 1874 wurde das Fett nach seinem Verfahren in Europa und Amerika hergestellt.

Wie gelang ihm das Experiment? Verglichen mit der Herstellung der heutigen Kunstfette, ging alles noch recht harmlos zu. Rindertalg wurde zerkleinert und geschmolzen. Den flüssigen Fettanteil (Olein) verknetete er mit Milch und/oder Magermilch, Wasser, etwas zerkleinertem Kuheuter und Natriumhydrogencarbonat – schlicht Natron.

1871 entstand die erste Margarinefabrik der Familie Henri Jurgens im niederländischen Oss.

Nach Angaben der Margarine-Industrie wurden um die Jahrhundertwende bereits 100000 t Margarine hergestellt. Ob die Menge zum Verzehr verwendet wurde, ist damit noch nicht ausgesagt. Fest steht, daß die Ausgangsrohstoffe tierischer Herkunft allmählich knapp wurden und man nach neuen Lösungen suchte.

Diesmal war es der deutsche Chemiker Wilhelm Normann, der dem Kunstfettgeschäft zu neuen Höhenflügen verhalf. 1902 entdeckte er, daß sich flüssige Pflanzenöle in feste Fette umwandeln lassen. Die Härtung (Hydrierung) war somit erfunden. Diese Entwicklung bedeutete gewaltigen „Fortschritt“, konnte man doch nun auch die wertvollen Öle aus den tropischen Pflanzen als Streichfett in den Becher zwingen. Das Geschäft expandierte.

1930 gingen die größten Margarineproduzenten Jurgens, van den Berg und Schicht im Unilever-Konzern auf. Heutige Marktspitze: Union

Deutsche Lebensmittelwerke bei Hamburg mit Rama. (Rama – abgeleitet von Rahm = Sahne. Das „h" im Namen wurde später untersagt, da das Produkt allenfalls bei der Sahne gestanden hat, jedoch nichts davon enthält).

Heute werden weltweit mehrere Millionen Tonnen Margarine produziert und abgesetzt. Etwa 1 Million Tonnen allein in Deutschland. Dies sagt nichts über die Qualität dieses chemisch aufbereiteten Stoffs aus, sondern lediglich über die geschickte Werbung der Hersteller. Der stärkste Reklamefeldzug für die Margarine ist eindeutig die bei der Bevölkerung erzeugte Angst vor dem Stoff Cholesterin in tierischen Fetten.

Pflanzenfette enthalten *kaum* Cholesterin, das ist richtig. Es ist jedoch einfach falsch, wenn Verfechter der Cholesterin-Theorie ständig wiederholen, Pflanzen enthielten *keines.* Außerdem: Glauben Sie, alle „Wissenschaftler", die pro Margarine sprechen, seien Vegetarier? Gerade die vehementesten Vertreter von Spezial- und Diätmargarinen, die bei ihren Begründungen nie vergessen, das „böse" Cholesterin anzuführen, sind oftmals dieselben, die cholesterinhaltige Produkte wie Wurst und Fleisch als gut und rechtens ansehen. Als alter Reformer habe ich mit Entsetzen erlebt, daß Tierprodukte in

Form von Fleisch und Wurst in der Reformbranche mit ärztlicher Hilfe Einzug hielten.

Es findet sich eben für jede (böse) Tat eine plausible und offensichtlich „lohnende" Begründung.

Das Kunstfett Margarine wandelte jedenfalls besonders in den letzten Jahrzehnten sein Image von Arme-Leute-Brotaufstrich zum Modefett der Gesundheitsbewußten.

„Moderne“ Margarine-Herstellung

Sehen wir uns die Technologie des Chemieprodukts Margarine einmal näher an. Oberster Grundsatz des Chemikers – ohne Chemiker können Sie keine Margarineproduktion beginnen – ist, sie der Butter so ähnlich wie möglich zu machen, sowohl im Aussehen als auch im Geschmack, im Geruch, der Konsistenz, der Struktur, der Streichfähigkeit.

So sehr sich die Food-Designer (das ist kein Beruf, der mit kleidsamer Mode zu tun hat, sondern der moderne Ausdruck für Nahrungsmittel-Konstrukteur) auch anstrengen, die Butter bleibt unerreicht. Lebensmittelchemiker können zwar aus Hühnerfedern inzwischen Quark machen, aus Darminhalten und Schlachtabfällen „wohlschmeckende“ Nahrungsmittel (die Patente haben die großen Firmen für die Zukunft in der Tasche), aber die „echte“ Butter ist unübertrefflich.

Rohstoffe der Margarine

Die üblichen Margarinen enthalten überwiegend pflanzliche, aber auch einen gewissen Prozentsatz tierische Fette. Aus dem Pflanzenreich kommen vorwiegend Öle aus Sojabohnen, Kokosnüssen, Erdnüssen, Sonnenblumenkernen, Palmkernen, Mais, Sesamsaat, Distelsamen, Baumwollsaat, Rapssamen in Frage. Bei den Fetten aus dem Tierreich handelt es sich um Walöl, Waltran, Fischöle (Heringe) und Fette verschiedener Haustiere (Rindertalg u. a.).

Ölgewinnung
Extraktion

Zunächst muß aus den Rohstoffen das Öl herausgelöst werden. Die Ausgangsprodukte werden zerkleinert. Unter Wärme wird mittels Lösungsmitteln (Leichtbenzin/-Hexan) das Öl entzogen. Ganz einfach! So wie Sie mit Waschbenzin aus der Kleidung einen Fettfleck entfernen können, gelingt dies in der Fabrik bei den Ölsaaten mittels Extraktion.

Raffination

Die Raffination der Rohöle umfaßt 5 Stufen. Temperaturen bis 280 °C sind dabei zulässig.

Die heute üblichen Raffinationsverfahren haben zum Ziel, das Rohöl zu „veredeln“. Es wird mittels Chemikalien und unter hohen Temperaturen alles entfernt, was nach Ansicht der Nahrungsmittelhersteller Aussehen und Geschmack beeinträchtigen könnte, also alle natürlichen und unnatürlichen Begleitstoffe des Öls. Die extrahierten Rohöle wären tatsächlich ohne Nachbehandlung nicht genießbar – im Gegensatz zu den sogenannten kaltgepreßten, unraffinierten, natürlichen Ölen.

Entlecithinierung

Im ersten Schritt wird der wichtige Fettbegleitstoff Lecithin entfernt.

Bei Lagerung des Öls sondert es sich ab und läßt das Öl trüb werden. Das ist zwar normal, darf aber nicht sein, weil es nicht „schön“ aussieht – nach Ansicht der Food-Designer. Inzwischen glaubt dies auch der Kunde, weil man ihm von glasklaren Ölen in der Werbung vorschwärmt. Trüb wird als „schmutzig“ empfunden und mit „minderwertig“ assoziiert.

Lecithine – ein Gemisch aus Phospholipiden, die aus den Bausteinen Glycerin, Fettsäuren, Phosphorsäure und stickstoffhaltigen Substanzen aufgebaut sind – spielen eine wichtige Rolle für den Stoffwechsel und sind z. B. Bestandteil der Gallenflüssigkeit und für die Emulgierung und Resorption der Fette nötig.

Das Rohöl wird also mit Wasser verrührt, das unerwünschte Lecithin dadurch abgetrennt. Später wird es, gut gereinigt, von manchen Nahrungsmittel-Designern wieder geschätzt, beispielsweise als Emulgator. Aber auch die Pharma- und Kosmetik-Industrie setzt diesen Stoff ein.

Entschleimung

Restliche Phosphatide, Mineralstoffe, Harze, Wachse, Vitamine, Schleimstoffe, Kohlenhydrate und Eiweißstoffe stören. Dazu wird das entlecithinierte Rohöl mit Phosphorsäure erhitzt, „innig verrührt“ und die lästigen Begleitstoffe mit der wässrigen Phase abzentrifugiert.

Die Entfernung der Phosphatide während der Entschleimung ist absolute Voraussetzung, damit die Öle nachträglich hydriert werden können, da diese die Nickelkatalysatoren bei der Härtung „vergiften“ würden.

Entsäuerung

Das entlecithinierte und entschleimte Öl muß weiterhin traktiert werden. Es enthält noch freie Fettsäuren und andere Pflanzensäuren, natürliche Antioxidantien. Sie lassen das Öl bei langer und unsachgemäßer Lagerung ranzig und kratzig schmecken. Eigentlich ein Qualitätsmerkmal, wenn Öl noch verdirbt! Aber durch Verrühren mit Natronlauge kann man auch dies verhindern. Die freien Fettsäuren bilden halbfeste Seifen, die in die Seifenfabrikation gehen. Bei diesem Prozeß werden die wichtigen Antioxidantien zerstört, die das Ranzigwerden aufhalten. Wichtige Vitamine gehen zugrunde, die später wieder ersetzt werden müssen.

Entfärbung / Bleichung

Um nach der Entlecithinierung, Entschleimung und Entsäuerung ein noch klareres, farbloseres, geschmacksneutraleres Öl zu erhalten, wird es gebleicht. Das wiederum erhitzte Fett wird mit Bleicherde (Bentonit, Kieselgur) oder/und Aktivkohle verrührt. Anschließend wird die heiße Suspension durch Filterpressen filtriert. Dabei wird vor allem das Carotin, die Vorstufe des wichtigen fettlöslichen Vitamin A, entfernt.

Desodorierung
(auch Desodorisierung genannt)

Da auch dieser Geschmack die Nahrungsmitteltechniker noch nicht restlos befriedigt, schließt sich die Desodorierung an. Alles, was noch schmeck- und riechbar war, verschwindet nun, aber auch die durch die vorgenannten Prozeduren unerwünschten Nebenprodukte (Lösungsmittelreste). Durch Wasserdampfdestillation bei 5 bis 20 mm Hg Vakuum und bis zu 300 °C werden die letzten Reste von geruchsaktiven Aldehyden, Ketonen, Vitaminen und freien Fettsäuren sowie unerwünschte Geruchs- und Geschmacksstoffe und die letzten Reste der Lösungsmittel entfernt. Anschließend erfolgt die Kühlung des Öles unter Vakuum, bis die Temperatur auf 50 °C gesunken ist.

Teilraffination, zu der auch die Wasserdampfbehandlung gehört, ist nicht deklarationspflichtig.

Modifikation

Nach der Raffination geht es an die Fetthärtung und Umesterung, an die sogenannte Modifizierung der Fette. Ziel und Zweck: streichfähige

Margarine oder kältebeständige, kühlschrankfeste Öle.

Diesmal stehen drei Verfahren an: Härtung – Fraktionierung – Umesterung.

Früher sprach man bei der Herstellung von Margarinen ganz allgemein von Raffinationsprozessen. Ohne Raffination keine Margarine. Im Prinzip könnte man bei dieser Bezeichnung bleiben. Es ist ja wirklich „raffiniert“, was da passiert. Der Chemiker möchte jedoch Härtung und Umesterung gesondert sehen, weil sie *chemische Umwandlungen* an den Fettsäuren und Triglyceridmolekülen bewirken.

Härtung

Sie erinnern sich? 1902 bereits durch den Chemiker Normann erfunden! Härtung macht die bisher flüssigen Öle streichfest. Beim Härten, auch Hydrieren genannt, wird dem Öl feinverteiltes Nickel (und Kupfer) als Katalysator beigemischt, danach erfolgt unter Druck mit Wasserstoff (2 bis 6 at) und unter hohen Temperaturen die Hydrierung. Dabei werden die ungesättigten Bindungen der Fettsäuren aufgebrochen, Wasserstoff kann sich anlagern. Aus ungesättigten

Fettsäuren entstehen chemisch neue Verbindungen, die gesättigten Fettsäuren.

Nach dem Vorgang wird der Katalysator wieder abfiltriert, eventuell mit Alkalilösung. Er kann öfter verwendet werden.

Anschließend muß das Öl wieder raffiniert werden, hauptsächlich entsäuert und desodoriert.

Bei der Härtung entstehen ganz neue, ganz oder teilweise gesättigte Fettsäuren, wodurch die Streichfähigkeit des Fettes „verbessert" und die Haltbarkeit verlängert wird. Unerwünschtes Nebenprodukt sind trans-Fettsäuren. Dabei handelt es sich um ungesättigte Fettsäuren, die trotz gleicher chemischer Zusammensetzung eine andere räumliche Struktur haben. Die vorliegende gebogene, normale sogenannte cis-Form geht dabei in die gestreckte trans-Form über.

Cis (lateinisch) bedeutet diesseits und trans = jenseits. Das heißt, daß sich bei cis-Fettsäuren zum Beispiel die Wasserstoffatome auf der einen Seite der Kohlenstoffkette befinden und bei trans-Fettsäuren auf der gegenüberliegenden Seite.

Die ungesättigten Bindungen bleiben zwar erhalten, aber geringste räumliche Veränderungen im Molekül führen zu einer völlig anderen Wir-

cis-Form

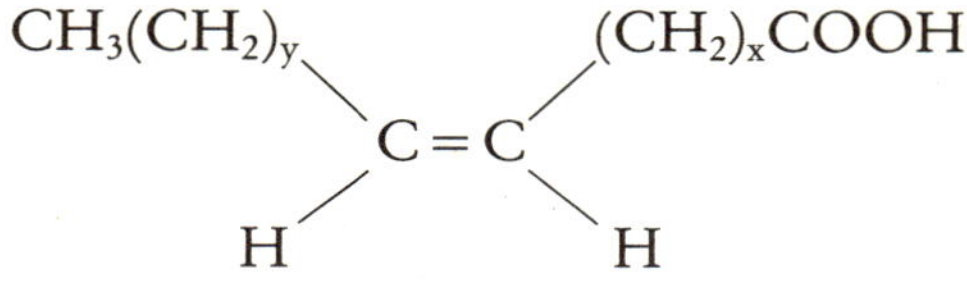

cis

trans-Form

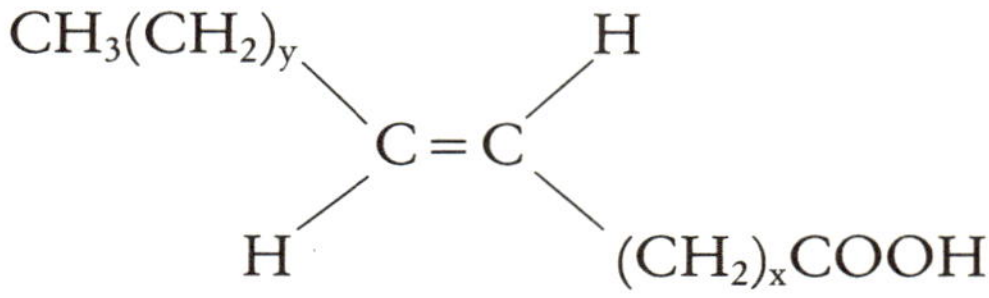

trans

kung. Wissenschaftliche Untersuchungen aus den Niederlanden zeigen, daß die trans-Fettsäuren die Gesamtcholesterin-Konzentration im Blut ansteigen lassen.

Da Margarineherstellung ohne Bildung von trans-Fettsäuren nicht möglich ist, stellt sich die Frage, ob der Teufel nicht mit dem Beelzebub ausgetrieben wird. Sprich: Margarine begünstigt (verursacht) Herzinfarkt?

Eine Deklarationspflicht für (künstliche) trans-Fettsäuren auf den Margarinepackungen gibt es bisher nicht. Mag die „Wissenschaft dies als Anregung aufgreifen – wie bei den Tabakwaren. „Der Gesundheitsminister: Margarine (mit trans-Fettsäuren) gefährdet Ihre Gesundheit!"

Natürliche trans-Fettsäuren kommen in tierischen Fetten in geringer Menge vor, in Milch, Butter und Rinderfett (5 bis 12%). Aber auch Pflanzensamen und das Fett der Blätter enthalten oft erhebliche Mengen trans-Fettsäuren. Welche Funktionen ihnen zugedacht sind, konnte bisher nicht eindeutig geklärt werden. Nachgewiesen wurde jedoch, daß das Ungeborene mit dem zugeführten Nährstrom über die Placentaschranke nur Spuren von trans-Fettsäuren erhält. Man könnte daher annehmen, daß der Stoff in dieser Phase der Entwicklung genauso unnötig ist wie zum Beispiel tierisches Eiweiß. Schlüssig ist jedenfalls, daß die trans-Fettsäuren in der Natur stark verbreitet sind und daß der Mensch über Generationen beim normalen Verzehr von Butter und anderen tierischen Fetten durch trans-Fettsäuren nicht krank geworden ist.

Bedenken sind jedoch angebracht bei den künstlich entstandenen trans-Fettsäuren der Margarine, zumal sie dort in unnatürlich hohem Prozentsatz festgestellt wurden (bis zu 61%).

Sie erhöhen in dieser Konzentration nicht nur den Cholesterinspiegel, sondern auch den Bedarf des Organismus an essentiellen Fettsäuren und Vitamin E, der bei der heutigen zivilisatorischen Kost ohnehin nicht ausreichend gedeckt ist. Weiterhin wurde beobachtet, daß naturfremde trans-Fettsäuren die Atherombildung fördern. Wachstumsverzögerung, Hauterkrankungen, ungenügende Laktation, verminderte Lebenfähigkeit Neugeborener, ungünstige Fortpflanzung usw. sind nach Schweigart nicht auszuschließen.

Fraktionierung

Bei der Fraktionierung sollen bei Kälte entstehende feste Fettkristalle von den noch flüssigen abgetrennt werden. Das Fett wird erwärmt. Bei den jeweiligen Temperaturen werden die festen von den flüssigen Teilen getrennt (abfiltriert) oder mit Tensiden / Lösungsmitteln herausgewaschen. Die Fraktionen mit den höheren Schmelzpunkten finden für die Margarineherstellung Verwendung, die niedrigeren für kühlschrankfeste Öle.

Wegen der chemischen Rückstände bei dieser Prozedur muß wiederum eine Raffination folgen.

Umesterung

Fettmoleküle werden bei diesem Vorgang chemisch zerlegt. Als Katalysator dient Natriummethylat. Das Gemisch wird unter Hitze (bis 200 °C) 1–2 Stunden gerührt. Die Fettsäuren werden dabei vom Glycerinmolekül abgekoppelt und dann nach den Gesetzen des Zufalls in beliebiger Form wieder angehängt. Dabei entstehen Formen, wie sie in der Natur nicht vorkommen. Der Schmelzbereich soll dadurch vergrößert werden, die Streichfähigkeit und Konsistenz „verbessert".

Alle möglichen Gemische von Fetten und Ölen – Kombinationen aus Rindertalg, Kokosfett, Baumwollsaatöl u. a. – können durch Umesterung in streichfähige Masse verwandelt werden. Der Traum der Food-Designer: Fette nach Maß.

Eine nochmalige Raffination ist nach dem Umestern erforderlich.

Rekombination

Durch die Kombination von Härtung, Fraktionierung und Umesterung lassen sich Fette nach Wunsch herstellen, wie sie die Natur nicht bietet, von denen die Technologen aber schwärmen. Die Chemie machts möglich. Spezifische Wünsche? Kein Problem! Man kann beispielsweise dafür sorgen, daß das Fett in der Pfanne nicht spritzt. Es soll aber so schäumen wie Butter? Selbstverständlich ist auch dies auf chemischem Wege möglich. Farbe und Aroma können der Butter angeähnelt werden. Das Fett kann schmelzig sein, robust, anpassungsfähig, streichzart, sommerfrisch, kernig ... alles, alles ist machbar.

Und das, was dem vergewaltigten Naturfett einst entzogen wurde, weil es ja störte, setzt der Food-Designer nun wieder zu, um „Natur" hineinzubringen, als da sind:

- synthetisches Carotin (macht schönes Buttergelb)
- Emulgatoren
- künstliche Aromastoffe
- Antioxidantien – künstliche selbstverständlich
- Konservierungsstoffe
- synthetische Vitamine
- Kartoffelstärke. Sie muß sein. Der Gesetzgeber hat sie vorgeschrieben als Erkennungsmittel. Alles andere läßt er geschehen.

Fette nach Wunsch und Laune

Das falsche Gerücht „Fett macht fett" sorgt dafür, daß die Nahrungsmittelindustrie auf fettarme Light-Produkte setzt. Seit Jahren bastelt sie an Stoffen herum, die zwar aussehen wie Fett, schmecken wie Fett und doch kein Fett sind: der Fettersatz.

Die Firma Nutra Sweet ist am weitesten fortgeschritten. Ihr Produkt Simplesse ist bereits auf dem Markt und steckt in zahlreichen Nahrungsmitteln. Da es nicht deklariert werden muß, kann der Verbraucher sich allenfalls an der Zutatenliste orientieren, in der die einzelnen Bestandteile aufgeführt werden müssen: Hühnereiweiß, Magermilch/Molkeprotein, Wasser, Pektin, Zucker, Zitronensäure.

Simplesse ist nicht hitzebeständig, daher kommt es vor allem in Salatsoßen, Desserts und Frischkäse vor. Der Verbraucher kann nur raten, ob er ein Produkt mit Fettersatz gekauft hat. Die oberste amerikanische Gesundheitsbehörde FDA (Food and Drug Administration – den Lesern meines Buches „Zucker, Zucker..." ist sie wegen anderer Untaten in Erinnerung) hat Simplesse bereits den GRAS-Status verliehen:

GRAS = Generally Recognized As Safe, generell als sicher anerkannt. Da dieser Fettersatz aus natürlichen Ausgangsprodukten konstruiert wurde, hält man ihn hierzulande nicht für zulassungsbedürftig. Gesundheitliche Nachteile beim Verzehr größerer Mengen sind vorprogrammiert. Aber auch geringer Verbrauch setzt im Rahmen einer üblichen Kost, die heute ja überwiegend aus Fabriknahrungsmitteln besteht, einen weiteren Meilenstein auf dem Weg in die ernährungsbedingten Zivilisationskrankheiten.

Procter & Gamble, ein Riesenkonzern, hat sich rechtzeitig Marktanteile für künftige Kunstnahrung gesichert. Als Fettersatz entwickelte der Multi Olestra, einen Stoff aus unverdaulichem Zuckerersatzstoff (Zuckerpolyester), ein chemisch neues Produkt, das seit 4 Jahren auf seine Zulassung wartet. Der überwiegende Teil der Hydroxyd (OH)-Gruppen des Zuckers wird bei der Herstellung mit Fettsäure versetzt. Das Besondere dieses Produkts: Es passiert den Körper lediglich und wird unverdaut wieder ausgeschieden. Nebeneffekt: Durchfall.

Nach Olestra befragt, meinte der Pressereferent des Konkurrenten Unilever: „Was da rauskommt, wenn Zuckerpolyester den Darm unverdaut passiert haben, müßte – drastisch formuliert – als Sondermüll entsorgt werden.“ Logisch – was selbst der Organismus nicht verdaut, kann auch die Natur nicht „entsorgen". Mit diesem cholesterin- und kalorienfreien Fettersatz möchte Procter & Gamble auch einen Milchshake für Abmagerungswillige herstellen.

Auch deutsche Firmen bemühen sich um Milchersatz, der aus Milchrückständen und diversen Abfällen produziert wird. Dazu gehören dann Schlachtabfälle, Lederabfälle, Abfälle der Fischindustrie, Kartoffelschälabfälle, „künstlich gezüchtete Einzeller" u. a. Das Endprodukt besitzt angeblich einen guten Geschmack und hat milchähnliches Aussehen. Zur Verhütung von Durchfällen infolge der nicht resorbierbaren Kunstfette wird ein „Anti-Anal-Leakage-Agent" zugesetzt, zu deutsch: eine „Schließmuskel-Auslaufsperre".

Neue Bedürfnisse werden beim Verbraucher geweckt und anschließend auf absurde Art befriedigt. Dies ist der Nahrungsmittelchemie ein Leichtes. Bereits 1989 hat der Europäische Gerichtshof den Markt für Kunstmilcherzeugnisse geöffnet. Es dürfen seitdem Milch-Imitate, z. B. Kaffeeweißer, angeboten werden. Der Trend der Nahrungsmittel-Industrie, Lebensmittel aufzuspalten, bestimmte Bestandteile herauszulösen und neue Kreationen zu erfinden, breitet sich immer mehr aus. Dem Verbraucher dürfte es immer schwerer fallen, Original und Imitat auseinanderzuhaltern. Butter- und Milchhalbfettimitate haben bereits massive Marktanteile gewonnen. Eine EG-weite Imitatproduktion mit allen gesundheitlichen Konsequenzen steht nicht an, sondern ist bereits im vollen Gange. Nicht nur der Bauer bleibt bei diesen Techniken auf der Strecke, sondern auch der Verbraucher.

Nach Fettersatz forschen jedenfalls alle Konzerne, natürlich auch Unilever. Wirtschaftsstreben um jeden Preis, auch um den der Gesundheit.

Und wie fing es mit dem Fettrummel an? Weil ein Margarine-Riese die Konkurrenz Butter aus dem Feld schlagen wollte, erfand er das Cholesterinmärchen ... und hält damit alle Gläubigen bis auf den heutigen Tag an der Kandarre.

Die britische Fachzeitschrift *The Lancet* veröffentlichte einen Forschungsbericht, nach dem Cholesterinmangel das Wachstum und die Funktionsweise menschlicher Zellen negativ beeinflußt. Die übermäßige Reduzierung von Cholesterin kann dem Bericht zufolge Krebs und andere Krankheiten auslösen.

Kritische Stimmen können jedoch die Cholesterinwelle, die über unser Land hereingebrochen ist, nicht mehr aufhalten. Dafür läuft das Geschäft für alle Beteiligten zu gut.

Und die Reformfette ...?

Der Verbraucher kann sich nicht allein auf Firmen- und Verpackungsangaben verlassen. Ein böser Spruch von mir soll eindringlich gerade beim Fett wiederholt werden: *Essen und trinken Sie nichts, wofür Werbung gemacht wird!*

Auch die Reformfette kommen nicht ohne fabrikatorische Eingriffe aus. Die aus Drittländern (Tropengebieten) bezogenen Rohstoffe ergeben noch keine genießbare Margarine. Die Erklärung eines Herstellers, daß bei seinem Fett „die naturgegebene Vielfalt wertgebender Inhaltsstoffe erhalten" bleibt, beschönigt lediglich, macht die industrielle Bearbeitung jedoch nicht ungeschehen.

Wenn ein Kokosplattenfett beispielsweise in der Reformbranche „ungehärtet" angeboten wird, signalisiert diese Bezeichnung dem Kunden, der ja in der Regel vertrauensvoller Laie ist, daß es sich hierbei um ein „gesundes" Fett handelt. Kokosfett wird jedoch raffiniert. Dieser Vorgang läßt sich nicht umgehen. Lassen wir dazu den Hersteller selbst zu Wort kommen:

„Grundlage von COCOVIT ist das aus Copra, also dem Fruchtfleisch der Cocosnuß vornehmlich durch Auspressen gewonnene Öl.

Cocosöl ist im Rohzustand je nach Erzeugungsland gelblich weiß bis braun und hat einen von mild bis stechend zu bezeichnenden Geruch und einen teilweise scharfen Geschmack. Deshalb wird Cocosfett raffiniert, d. h. die Fettsäure wird durch Verseifung neutralisiert (entzogen) und die Farbe durch Bleichung mit Bleicherde aufgehellt, wobei sich Farbstoffe und Erde verbinden. Nach Filtration erhält man das so aufgehellte Öl. Durch Dämpfung, d. h. mit Hilfe von sprudelndem Dampf durch das unter Vakuum gesetzte Fett werden Geschmacks- und Geruchsstoffe entfernt. ... Leider besteht nicht die Möglichkeit, naturbelassenes, also nicht raffiniertes Cocosfett in der Küche einzusetzen, da diese rohe Qualität wegen der riesigen Entfernungen im Anbaugebiet schlecht kontrollierbar ist und geschmacklich unseren europäischen Ansprüchen nicht gerecht wird."

(FAUSER VITAQUELLWERK, 27. 11. 1984)

Es bleiben etliche Fragen unbeantwortet. Ein Teil des Öls wird „vornehmlich" durch Auspressen gewonnen. Bedeutet dies, daß ein Teil durch Raffination (eventuell durchgreifende destillative Entsäuerung??) hergestellt wird?

Warum hat Cocosöl im Rohzustand einen stechenden Geruch und scharfen Geschmack? Warum sieht es gelblich weiß bis braun aus?

Kokosnüsse, die auf heimischen Märkten angeboten werden, haben weißes Fruchtfleisch, schmecken aromatisch – kurzum: sind eine Delikatesse und locken selbst den Feinschmecker.

Es werden also Prozesse durchgeführt, die diese Veränderung bewirken. Der stechende Geruch, scharfe Geschmack, das veränderte Aussehen dürften ein Geheimnis der Margarine-Industrie bleiben.

Man sollte dem Kunden keine Natürlichkeit und Gesundheit vorgaukeln, wenn dies nicht den Fakten entspricht. Die einst gut gemeinte Reformbranche, die durch die besser wollende Naturkostszene ergänzt wurde, sollte besonders strenge Maßstäbe anlegen. Beide Branchen laufen Gefahr, daß der Kunde auf Grund unkorrekter Auskünfte und manchmal leider auch Handlungen auf „Bio" verärgert reagiert. Dadurch wird jedoch den Multis Wasser auf die Mühlen gegossen.

Ein weiterer Aspekt ist bei den Reformfetten wesentlich. Die Rohstoffe werden aus Drittländern bezogen, um hier zu mehr oder weniger minderwertigen Streichfetten verarbeitet zu werden, obwohl uns ausreichend einheimische Fette und fettreiche Lebensmittel zur Verfügung stehen. Abgesehen von der Energieverschwendung bei dem Transport über 20000 und mehr Kilometer, entzieht man den Bewohnern der 3. Welt durch unsere „moderne" Eßkultur die dringend notwendige Über-Lebensgrundlage.

Darüber sollten aber gerade die alternativen Anbieter nachdenken.

Der Cholesterinmythos – ein Milliardengeschäft für die Pharmaindustrie

- In westdeutschen Bundesländern wurden für etwa 400 Millionen D-Mark lipidsenkende Medikamente verkauft (Stand 1990, Deutscher Bundesverband der Ortskrankenkassen).
- In wenigen Jahren stieg das Angebot an lipidsenkenden Mitteln von 3 auf mehr als 40 Präparate.
- 1983 erfolgten in den USA 2,6 Millionen Verschreibungen für Lipidsenker.
- 1988 waren es bereits 13 Millionen Verschreibungen.

EIN MILLIARDENGESCHÄFT!

Selbstverständlich haben *alle* Medikamente Nebenwirkungen. Es sind Medikamente dabei, die wegen Verdacht auf Kanzerogenität (Krebserzeugung) zwischenzeitlich vom Markt genommen wurden.

Zu den Nebeneffekten harmloser Art gehören Magenbeschwerden und Verstopfung.

Sehen wir uns den Beipackzettel eines Medikaments doch einmal an, das als „intelligente Lösung bei erhöhtem Cholesterin“ angepriesen und verordnet wird.

Nebenwirkungen:

> Gelegentlich Transaminasen-Anstieg, CK-Anstieg, Myalgie, Hautausschlag, Magen-Darm-Beschwerden, Erbrechen, Durchfall, Verstopfung, Bauchschmerzen, Blähungen, Muskel- und Skelettschmerzen, Infektionen der oberen Atemwege, Schnupfen, Kopfschmerz, Verwirrtheit, Müdigkeit, Brustschmerz, Herzschmerzen ...

Ein anderes Mittel weist unter anderem auf Haarausfall, Tendenz zur Gallensteinbildung und Potenzstörungen hin.

Die Vertreter der Fett-Theorie streben auch in Deutschland das amerikanische Vorbild an, mit der „Cholesterin-Vorsorge“ bereits im Kindergarten zu beginnen. Bei „zu hohem“ Cholesterinspiegel kommt man nach Ansicht der „Experten“ dann natürlich auch nicht ohne medikamentöse Therapie aus.

Kritische Stimmen zum Cholesterinrummel

Prof. Dr. Michael Berger, Diabetologe
Diese Verschreibungspraxis „bringt mich in Harnisch, das ist eine Scharlatanerie ersten Ranges".

„Es gibt keinen wissenschaftlichen Konsens darüber, ob und von welchem Grenzwert an ein überhöhter Blutfettspiegel zu behandeln wäre."

Prof. Dr. med. Harald Klepzig, Kardiologe
„Wir wären glücklich, wenn eine einzige medizinische, kontrollierte Untersuchung vorgelegt werden könnte, die zeigen würde, daß Menschenleben durch die Senkung von Cholesterin gerettet werden. Es fällt dagegen nicht schwer, zehn Studien herauszusuchen, die zeigen, daß eine Senkung des Fettes eher sogar mit einer höheren Sterblichkeit einhergeht."

Michael S. Brown / Joseph L. Goldstein, Nobelpreisträger (Lipidforschung)
„Unser gegenwärtiger Erkenntnisstand über die Arteriosklerose entspricht unserem Verständnis des Krebsgeschehens, wie wir es vor 25 Jahren hatten . . .

Eine einheitliche Therapie gibt es bis heute nicht."

DER SPIEGEL 45/1990
„Unterstützt von finanzkräftigen Partnern in der Nahrungsmittel- und Pharmaindustrie haben die Verfechter der Lipidtheorie in den letzten Jahren ihre Thesen verbreitet."

„Schlagzeilen in Zeitungen und Zeitschriften und die Anti-Cholesterin-Sermone etwa des öffentlich-rechtlichen Gesundheitspredigers Dr. med. h.c. Hans Mohl vom ZDF haben in der Bevölkerung Angst geschürt."

Prof. Dr. med. Kaltenbach, München
„Zwischen Zahl und Ausmaß der arteriosklerotischen Lumeneinengungen an den Herzkranzarterien und dem Gesamt-Cholesterinspiegel gab es keine nachweisbare statistische Beziehung."

Prof. Kaltenbach nahm damit Bezug auf Untersuchungen, bei denen sich herausstellte, daß von den Männern unter 50 Jahren, die am Infarkt gestorben waren, jeder 4. bis 5. einen Cholesterinspiegel unter 180 mg% hatte.
Prof. Oliver, München
„Mit dem Slogan, jeder sollte seinen Choleste-

rinspiegel kennen, haben die sogenannten Präventiv-Mediziner der Menschheit keinen guten Dienst erwiesen. Besser wäre es, wenn keiner seinen Cholesterinspiegel kennen würde."

Prof. Dr. Hans Glatzel
Die Ärzte sollten sich in ihrem Tun „vom klinischen Bild", vom Gesamtzustand des Patienten leiten lassen „und nicht von irgendeinem Parameter, der vor allem für die Hersteller von Medikamenten interessant ist."

Dr. med. Skrabanek
„Gegenwärtig sind in der Literatur rund 300 Risikofaktoren für koronare Herzerkrankungen beschrieben worden, und die Liste wächst weiter."

NEW YORK TIMES
„Die Methoden des nationalen Cholesterin-Erziehungsprogramms sind die von Marktschreiern, nicht die von Wissenschaftlern."

Fazit

> „Es läßt sich wissenschaftlich belegen, daß unsere westliche Gesellschaft im Begriff ist, infolge der konsequenten Anwendung von Raffinationsprozessen bei den drei Hauptnahrungsmitteln, nämlich Zucker, bei den Speisefetten und -ölen und beim Mehl, die größte Mangelernährungssituation aller Zeiten zu erzeugen."
>
> Felix Kieffer, 1981
> schweizer Lebensmittelchemiker

Die chemischen Verfahren der Margarineherstellung wurden ausführlich dargestellt. Es darf nicht aus den Augen verloren werden, daß dieser ungeheure Aufwand nur möglich wurde, weil man das Naturfett Butter als „schädlich" abkanzelte wegen des angeblich gefährlichen Cholesterins. Die Bevölkerung ließ sich Sand in die Augen streuen. Es hat sich ein riesiger Industriezweig entwickelt, ohne daß Ärzte, Patienten, Verbraucher die Motive durchschauen.

Der Verzehr der „gefährlichen" Butter ging zurück, der Verbrauch des „gesunden" Chemieprodukts Margarine nahm zu.

Trotzdem steigt der Herzinfarkt kontinuierlich an. Und niemand stolpert bis heute über das Cholesterinmärchen, während das Problem des Herzinfarkts vorwiegend im Verzehr raffinierter Kohlenhydrate liegt.

Zur Ehrenrettung der unabhängigen Wissenschaftler muß gesagt werden, daß sie die Fett-Theorie des Herzinfarkts bereits lange als falsch erkannt haben. Aber wo finden sie Gehör? Arbeiten von „freien" Wissenschaftlern werden nicht gewürdigt. Man ist sich in der von der Wirtschaftslobby besetzten Fachwelt einig, auf Distanz zu gehen, totzuschweigen oder zu disqualifizieren.

Es gibt keinen einzigen stichhaltigen Beweis, daß cholesterinfreie Fette und ungesättigte / mehrfach ungesättigte Fettsäuren vor Arteriosklerose und Herzinfarkt schützen, ebensowenig gibt es den Beweis, daß Cholesterin Herzinfarkt verursacht. Mit welcher Skrupellosigkeit Studien von bezahlten „Experten" zusammengeschrieben wurden und in Zukunft auch noch angefertigt werden, um dem jeweiligen finanzstarken Auftraggeber gefällig zu sein, ist unglaublich. Manch ein Professor verdankt seinen Titel ausschließlich seiner Flexibilität. Auch am Fett-Rummel beteiligen sich die willigen Helfer ebenso wie bei der Zucker-Story, der Fluorid-Lüge, dem derzeitigen Osteoporose-Geschäft, der Krebs-Mafia und zahlreichen anderen pseudowissenschaftlichen Aussagen.

Warum unabhängige Ernährungswissenschaftler und Ärzte bis aufs Messer bekämpft werden, ist klar. Wer sich an den Leitspruch Prof. Kollaths hält „Laßt die Nahrung so natürlich wie möglich", schmälert mit jedem aufgeklärten Verbraucher und Patienten den Umsatz der Lobby.

„Selten ist eine medizinische Kampagne, die der Gesundheit des ganzen Volkes dienen soll, mit solcher Wucht und soviel publizistischem Aufwand vorangetragen worden. Selten schien ein medizinisches Dogma mit soviel Fachkompetenz abgesichert" äußerte sich DER SPIEGEL in seinem Artikel „Freispruch für einen Schurken" am 5. 11. 1990 zum Cholesterinthema. Der umfassende Bericht macht deutlich, wie wenig gesichert die bisherigen Behauptungen sind, die den Cholesterinwahn „wissenschaftlich" zu untermauern schienen. Weltweit formieren sich allmählich aber auch Kritiker der Cholesterinhysterie.

Im Mai 1990 bezeichnete ein Mediziner auf dem Düsseldorfer Symposium die „Cholesterin-Vorsorge" schlichtweg als unethisch.

Schon John Ogilvie (1579–1615) sagte: „Es ist wichtig, die Fehler zuzugeben, bevor sie einem vorgeworfen werden."

Hoffen wir, daß auch Vertreter der etablierten

Medizin dazulernen und sich nicht länger von fragwürdigen Studien beeindrucken lassen.

Dem steht allerdings der Ausspruch des streitbaren britischen Biologen und Kritikers Thomas Henry Huxley (1825–1895) entgegen: „Wenn die Wissenschaft einen Glaubenssatz annimmt, begeht sie Selbstmord.“

Aus der Praxis für die Praxis

Wir brachten am Anfang dieses Buches die Anfrage einer Patientin. Auch am Schluß soll der Patient das letzte Wort haben. Es handelt sich um Fragen aus der täglichen Korrespondenz, von denen wir annehmen, daß sie von allgemeinem Interesse sind.

Frage:
Ich habe gelesen, daß mindestens einmal wöchentlich Fisch gegessen werden sollte, weil er Omega-3-Fettsäuren enthält, die vor Herzinfarkt schützen. Was sagen Sie dazu?

Antwort:
Bei dieser Aussage handelt es sich um Werbung für den Verzehr von Fisch. Ein Mensch, der keinen Fisch ißt, hat natürlich keinen gesundheitlichen Nachteil, denn seine Nahrung enthält genügend ungesättigte Fettsäuren. Im Rahmen einer vitalstoffreichen Vollwerternährung ist er mit allen biologischen Wirkstoffen, zu denen auch die ungesättigten Fettsäuren gehören, versorgt. Durch die Werbung für Omega-3-Fettsäuren wird allerdings der Eindruck erweckt, als könne man ohne Fisch nicht gesund bleiben.

Frage:
Erhöht Bohnenkaffee den Cholesterinspiegel?

Antwort:
Ausführliche Studien belegen, daß täglicher Kaffeegenuß zu einem Anstieg der Cholesterinwerte im Blut führt. Pro täglich getrunkener Tasse Kaffee wurde eine Erhöhung des Gesamtcholesterinspiegels von 4,2 mg% festgestellt. Die Nachteile des Bohnenkaffees sind aber nicht nur an diesem einen Parameter zu erkennen. Bohnenkaffee gehört zu den Genußmitteln und erzeugt – regelmäßig getrunken – weitere gesundheitliche Beschwerden, die oft vom Kaffeetrinker nicht im Zusammenhang mit diesem Getränk gesehen werden. Migräne, Schlaflosigkeit, Konzentrationsschwäche, sogenannte Kreislaufbeschwerden, herabgesetzte Leistungsfähigkeit lassen sich nur mit Erfolg behandeln, wenn das Kaffeetrinken unterbleibt (Ausführliches in meinem Buch „Hilfe bei Kopfschmerzen, Migräne, Schlaflosigkeit“).

Frage:
Sie empfehlen in allen Büchern und Schriften die Butter. Nun gibt es ja verschiedene Sorten. Welche ist die richtige?

Antwort:
Das Lebensmittelrecht unterscheidet vier Bezeichnungen: Markenbutter, Molkereibutter, Kochbutter, Landbutter. In der Bewertung schneidet die Markenbutter – Geschmack, Aussehen und Konsistenz betreffend – am besten ab. Sauerrahmbutter ist der „mildgesäuerten" vorzuziehen. Sie wird noch mit Bakterienkulturen beimpft, die natürliche Milchsäure produzieren. „mildgesäuerte" Butter wird dagegen mit chemisch hergestellter Milchsäure versetzt.

Butter darf den Zusatz E 160 a (Beta-Carotin) enthalten, damit sie nicht so farblos, sondern „appetitlich" gelb aussieht.

Es kann jedoch zur Zeit immer noch gesagt werden, daß Butter *jeder* Margarine vorzuziehen ist. Schade ist allerdings, daß es so eine unbehandelte Butter wie früher überhaupt nicht mehr gibt und die Lebensmittelverarbeitung auch vor der Butter nicht Halt gemacht hat.

Frage:
Stimmt es, daß Butter Schweineschmalz enthält?

Antwort:
Bei der deutschen Butter ist dies mit Sicherheit nicht der Fall. Was in Zukunft im Rahmen der EG-Erweiterungen an Imitaten auf uns zu-

kommt, läßt sich im Augenblick noch nicht sagen, wird aber wenig hoffnungsvoll sein.

Frage:
Ich habe gehört, daß Weizenkeimöl dem Herzinfarkt vorbeugt.

Antwort:
Warum wollen Sie Weizenkeimöl verwenden, wenn doch im Rahmen einer vitalstoffreichen Vollwerternährung das ganze Getreidekorn gegessen wird, das somit auf natürliche Art auch Weizenkeimöl enthält? Weizenkeimöl allein schützt natürlich nicht vor Herzinfarkt, sondern die Vermeidung der raffinierten Kohlenhydrate, die ja die eigentlichen Verursacher sind.

Um einen Liter Weizenkeimöl zu erhalten, muß etwa eine Tonne Getreide entwertet werden, denn nach dem Abtrennen des Keimlings bleibt nur die Herstellung minderwertigen Auszugsmehls.

Sie sehen, daß der Verzehr dieses Produkts wenig sinnvoll ist, dazu aber auch noch teuer. Für Vollgetreide, das Sie garantiert mit allen biologischen Wirkstoffen versorgt, geben Sie dagegen jedoch nur Pfennige aus.

Frage:
Können Sie bitte präzisieren, was genau unter Vollwerternährung zu verstehen ist? Es gibt so viele Auslegungen, daß man sich manchmal gar nicht mehr zurechtfinden kann.

Antwort:
Vollwerternährung sollte weitgehend frei von Fabriknahrungsmitteln sein. Der große Ernährungsforscher Prof. Dr. Werner Kollath, der den Begriff inauguriert hat, faßte die Definition in dem leicht verständlichen Satz zusammen: „Laßt die Nahrung so natürlich wie möglich." Dieses „wie möglich" zeigt gleichzeitig die Grenze, aber auch die Toleranz auf.

Vier Dinge sollten gemieden und vier täglich gegessen werden.

Zu meiden sind:
Alle Fabrikzuckerarten (weißer Zucker, brauner Zucker, Milchzucker, Malzzucker, Fruchtzucker, Traubenzucker, sogenannter Vollrohrzucker bzw. Vollzucker, Sucanat, Ur-Süße, Ur-Zucker, Rapadura, Demerara, Melasse, Rübensirup, Ahornsirup, Apfeldicksaft, Birnendicksaft, Frutilose, Maltodextrin, Reismalz, Gerstenmalz, Glucosesirup, Leucrose, Mascob(v)ado u.a.m.

Auszugsmehle und Produkte daraus (Weißbrot, Graubrot, Kuchen, Nudeln, geschälter Reis u.a.m.)
Fabrikfette (Margarinen, gewöhnliche Öle)
Säfte und gekochtes Obst sollte der Leber-, Galle-, Magen-, Darm- und Bauchspeicheldrüsenempfindliche meiden, da beides im Rahmen einer Vollwerternährung beim Empfindlichen zu Unverträglichkeitserscheinungen führen kann.

Gegessen werden sollte:
täglich ein Frischkorngericht
Vollkornprodukte
naturbelassene Fette (Butter, Sahne, sogenannte kaltgepreßte Öle)
Frischkost in Form von unerhitztem Gemüse und Obst.

Rezept des Frischkornbreis
nach Prof. Kollath
Er wird aus Roggen oder Weizen oder aus einer beliebigen Getreidemischung hergestellt. Von dieser Mischung werden 3 Eßlöffel (etwa 60 g) in einer Getreidemühle, in einem Mixapparat oder einer Kaffeemühle grob geschrotet. *Das Mahlen muß jedesmal frisch vor der Zubereitung vorgenommen werden. Nicht auf Vorrat mahlen!*

Dabei spielt es keine Rolle, ob die Getreidemühle mit Mahlsteinen oder einem Stahlmahlwerk arbeitet.

Das gemahlene Getreide wird mit ungekochtem, kaltem Leitungswasser zu einem Brei gerührt und 5–12 Stunden stehen gelassen. Die Wassermenge ist so berechnet, daß nach Quellung nichts weggegossen zu werden braucht. Nach 5–12 Stunden wird dieser Brei tischfertig gemacht durch Zusatz von frischem Obst (je nach Jahreszeit), Zitronensaft (eventuell gelegentlich 1 Teelöffel Honig, regelmäßiger Honigverzehr kann Karies erzeugen), 1 Eßlöffel Sahne und geriebenen Nüssen.

Solange verfügbar, sollte man immer einen Apfel hineinreiben und sogleich untermischen, bevor er braun wird. Der geriebene Apfel macht den Frischkornbrei luftig und wohlschmeckend.

Es ist ohne Belang, zu welcher Tageszeit dieser Brei genossen wird.

Frage:
Die Bekannte meines Sohnes hat Morbus Crohn. Der Arzt hat ihr Frischkost verboten, strenge Diät mit Margarine verordnet. Jetzt habe ich gelesen, daß durch Margarine eventuell Morbus Crohn entsteht.

Antwort:
Bei Morbus Crohn handelt es sich um eine ernährungsbedingte Zivilisationskrankheit. Sie gilt in der etablierten Medizin als unheilbar. Und tatsächlich ist sie dies auch mit den üblichen Empfehlungen. Sie ist aber heilbar, wenn die Regeln einer vitalstoffreichen Vollwertkost über lange Zeit streng eingehalten werden. Strengstens zu meiden sind alle Fabrikzuckerarten, Säfte, gekochtes Obst, Auszugsmehlprodukte und Fabrikfette, also Margarinen und gewöhnliche raffinierte Öle. Genau das Gegenteil ist also richtig. Die Bekannte müßte Butter, Sahne und naturbelassene Öle essen, Frischkost und Vollkornprodukte. Je weiter die Krankheit bereits fortgeschritten ist, um so größer sollte der Frischkostanteil sein.

Selbstverständlich sind die Beschwerden mit Umstellung der Kost nicht verschwunden, denn die Krankheit ist ja in dem Moment noch nicht geheilt. Eine strenge Durchführung über Monate, bei chronischem Zustand Jahre, ist absolute Voraussetzung. Dazu eine medikamentöse Behandlung durch einen erfahrenen homöopathischen Arzt.

Bereits Anfang der achtziger Jahre stellte Prof. Erik Guthy von der Medizinischen Hochschule Hannover eine Parallelität zwischen

Morbus Crohn und dem Verbrauch chemisch aufbereiteter Fette fest. Diese Beobachtung kann ich bestätigen. Gerade raffinierte Fette wirken sich – und dies ist auffallend – negativ bei Leber-, Galle-, Magen-, Darm- und Bauchspeicheldrüsenerkrankungen aus.

Frage:
Wie hoch soll der Frischkostanteil sein?

Antwort:
Etwa ein Drittel der täglichen Nahrung sollte in frischer, unerhitzter Form als Frischkost gegessen werden. Ob diese nun in Salatform zubereitet oder als „Gemüse im Stück" gegessen wird, spielt dabei eine untergeordnete Rolle. Zur Frischkost gehören der Frischkornbrei, Gemüse und Obst. Für Gemüse gilt die Regel, daß am besten täglich zwei über der Erde und zwei unter der Erde gewachsene Sorten sowie Blattsalat genossen werden. Der Obstanteil sollte nicht überwiegen, sondern von dem Frischkostanteil wiederum nur ca. ⅓ ausmachen.

Je höher von Ihnen die Gesundheit eingestuft wird, um so größer sollte der Frischkostanteil sein. Aber für den noch Gesunden sind etwa ein Drittel der Gesamtnahrung in frischer Form ausreichend.

Frage:
Da Sie Fleisch und Wurst innerhalb der Vollwertkost als nicht notwendig ansehen, frage ich Sie, was dann noch als Brotbelag gegessen werden darf. Sind Sojaaufstriche in Ihrem Sinne?

Antwort:
Um den Eiweißbedarf zu decken, sind Fleisch, Wurst und Fisch absolut unnötig. Auch aus ethischen Gründen sollte der Verzehr von Tieren nicht befürwortet werden. Dies einmal grundsätzlich vorausgeschickt.

Es gibt eine Reihe von Brotaufstrichen auf pflanzlicher Basis, verschiedene Aufstrichvariationen aus Butter. Aber auch Gurke, Tomate, Rettich, Kräuter sind ein interessanter und gesunder Brotbelag.

Soja**präparate** sind – wie der Name schon sagt – Präparate, die nicht in eine vitalstoffreiche Vollwertkost gehören. Sojaaufstrich, Sojawürstchen, Tofu usw. sind durch fabrikatorische Eingriffe so verändert, daß sie mit dem Ausgangsprodukt nur noch die Bezeichnung Soja gemeinsam haben und aus gesundheitlichen Gründen nicht zu empfehlen sind. Bei der fabrikatorischen Herstellung geht es ähnlich zu wie bei der Margarineproduktion. In vollautomatischen Verfahren wird die Bohne zerkleinert, gekocht, je nach weiteren Produktwünschen das Öl extrahiert. Die Eiweißfaser wird isoliert und mit Hilfe der Chemie und Technik zu Granulat, Würstchen, Fleisch und anderen Präparaten verarbeitet. Auch die eigene Tofu-Herstellung zu Hause begnügt sich nicht mit mehrfacher Erhitzung, sondern auch dabei wird ein Eiweißkonzentrat produziert, das letztendlich zu den Präparaten gehört (s. Kollath-Tabelle auf S. 126/127).

Frage:
Woran kann ich erkennen, ob ich ein „echtes" Milchprodukt kaufe oder ein Imitat?

Antwort:
Leider ist es so, daß bei der Produktbezeichnung und Aufmachung eine Anlehnung an klassische Milchprodukte erfolgt, so daß der Verbraucher tatsächlich in Zukunft nicht immer erkennen können wird, ob das Produkt Milchimitate enthält. Eine Deklarationspflicht im klassischen Sinne besteht nicht. Als Milchimitate werden Nahrungsmittel bezeichnet, in denen tierische Eiweiße und Fette durch pflanzliche ersetzt werden. Was auf den ersten Blick wie Joghurt, Butter oder Käse aussieht, ist vielleicht ein Imitat.

In Großbritannien, Irland, Niederlande und

Luxemburg dürfen alle Milchprodukte durch Milch-Ersatzprodukte „erweitert“ werden, allerdings durch Kennzeichnung von den „normalen“ Produkten abgehoben. Mischfette sind auch in Belgien und Frankreich offiziell erlaubt.

Die Milchbranche ist bereits so weit „fortgeschritten“, daß es für jedes Milcherzeugnis eine Nachahmung gibt. Im Rahmen der EG werden diese Produkte auch in Deutschland angeboten. Eine Beigabe von Zusatzstoffen ist bei den Imitaten nicht zu umgehen (Konservierungsstoffe, Säureregulatoren, Stabilisatoren, Emulgatoren, Farbstoffe, künstliche und naturidentische Aromastoffe).

Ein Streichfett kann zum Beispiel folgende Zutaten enthalten: gehärtetes Pflanzenöl, Magermilch, Buttermilch, Kaseinate, Salz, Säureregulatoren (E 325, E 331, E 339), Emulgatoren (E 471), Konservierungsstoff (E 202), Aromastoff, Vitamin A und D, Farbstoff (E 160 a).

Oder ein Käseersatz:
Magermilch, pflanzliches Fett, Salz, Kulturen, Enzyme, Farbstoffe E 160 a, E 160 b, Antioxidationsmittel E 306.

Beim Kauf muß der Verbraucher besonders kritisch die Packungen betrachten. Bei loser Ware (z. B. Käse) genügt nicht immer die Auskunft der Verkäufer/innen – sie wissen es oft selber nicht.

Noch schwieriger wird es, wenn die Imitate in anderen Produkten verarbeitet wurden. Bei der Herstellung von Fertiggerichten (Pizza usw.) wird zukünftig verstärkt auf den Einsatz von preiswerten Milchimitaten zurückgegriffen werden.

Frage:
Stimmt es, daß Hafer sich besonders positiv auf einen zu hohen Cholesterinspiegel auswirkt?

Antwort:
Sie müssen von der isolierten Betrachtungsweise einzelner Parameter wegkommen. Selbstverständlich ist Hafer als ganzes, keimfähiges Getreidekorn ein wertvolles Lebensmittel. Sie können aber ebenso andere Getreidearten herausnehmen und werden bei allen – ohne Ausnahme – positive Inhaltsstoffe und entsprechende Wirkungen finden, nicht nur beim Hafer. Eine vitalstoffreiche Vollwertkost ist das beste Mittel, ernährungsbedingten Zivilisationskrankheiten, zu denen ja der gefürchtete Herzinfarkt zählt, vorzubeugen.

Frage:
Mich haben Ihre Argumente für die Butter überzeugt. Aber wieviel davon darf denn gegessen werden?

Antwort:
Die Mengen der einschlägigen Nährstoffe sind nicht absolut zu bemessen, sondern relativ abhängig von den jeweils anderen Nährstoffen. Grundsätzlich kann dies an einem einfachen Beispiel klargemacht werden. Wenn Sie eine Scheibe Vollkornbrot mit Butter bestreichen und sie essen, dann haben Sie ein bestimmtes Verhältnis zwischen Brot und Fett. Wenn sie 10 Scheiben Butterbrot essen, haben Sie zehnmal mehr Brot und zehnmal mehr Butter. Das Verhältnis zwischen dem Kohlenhydratträger Brot und dem Fett bleibt jeweils dasselbe.

Ob der einzelne Butter dick oder dünn auf das Brot streicht, ist abhängig von seinem persönlichem Geschmack und Verlangen. Da der Verzehr von Butter keine gesundheitlichen Nachteile bringt, kann sich jeder ohne Schaden an ihr laben.

Frage:
In Zusammenhang mit dem Cholesterin habe ich von einer Framingham-Studie gehört. Können Sie mir dazu etwas sagen?

Antwort:
In der Literatur wird die Framingham-Studie immer wieder erwähnt, um zu belegen, daß die Arteriosklerose ein Fettproblem ist.

In der Stadt Framingham/Mass. wurden seit 1943 epidemiologische Daten über die Häufigkeit der Herzkranzgefäßkrankheiten und Risikofaktoren erarbeitet. Mehrere tausend Einwohner beteiligten sich und wurden 10 Jahre lang alle 2 Jahre untersucht. Man kontrollierte Blutdruck, Serumcholesterin, EKG, Gewicht, Raucher/Nichtraucher und stellte fest, daß die Koronarerkrankungen stiegen, je mehr von den sogenannten Risikofaktoren vorhanden waren.

Aus der Studie wird heute jedoch lediglich der eine Parameter Hypercholesterinämie herangezogen. Die Daten sagen nichts darüber aus, welche Fette gegessen wurden, wie die Gesamternährung aussah, wie hoch der Anteil der raffinierten Kohlenhydrate war usw.

Die Framingham-Studie kann also keinesfalls als wissenschaftliches Argument für die Cholesterin-Theorie gelten.

Die Ordnung unserer Nahrung

Nach Prof. Werner Kollath

Lebensmittel

	a) natürlich	b) mechanisch	c) fermentativ
		verändert	
Pflanzenreich	**Samen I** Ölsaaten Nüsse Mandeln Oliven	**Öle** zerkleinerte Ölsaaten	**Eigenfermente** Hefe Bakterien
	Samen II Getreide	**Mahlprodukte** Vollkornmehl Schrote	**Breie** ungekocht aus Vollkorn
	Früchte Honig	**Salate** aus Früchten Naturtrübe Säfte	**Gärsäfte**
	Gemüse	**Salate** aus Gemüsen	**Gärgemüse** Sauerkraut
Tierreich	Eier Milch	Blut Milchprodukte	**Fleisch** Schabefleisch **Gärmilch** Quark, Käse
Getränke	Quellwasser	Leitungswasser	Gärgetränke

Nahrungsmittel

	d) erhitzt	e) konserviert	f) präpariert
Pflanzenreich	**Gebäcke** aus Vollkorn	**Gebäcke** Dauerbackwaren auch aus Vollkornmehl	**Pflanzliche Präparate** **Fabrikfette** raffinierte Öle, Margarinen, Eiweiß **alle Fabrikzuckerarten** weißer und brauner Zucker, Trauben-, Frucht-, Milch- und Malzzucker, Vollrohrzucker, Ur-Süße, Ur-Zucker, Sucanat, Rübensirup, Ahornsirup, Birnen- und Apfeldicksaft, Maltodextrin, Melasse, Isomalt, Frutilose, Leucrose, Rapadura, Mascobado, Glucosesirup, Gerstenmalz, Demerara u.a.m. **Produkte aus Auszugsmehl** (Weißmehl, Graumehl) Stärke, Grieß, Nudeln, geschälter Reis Aromastoffe, Vitamine, Wuchsstoffe, Fermente, Nährsalze
	Breie gekocht aus Vollkorn		
	Früchte	**Fruchtkonserven** Marmeladen	
	Gemüse	**Gemüsekonserven**	
Tierreich	**Fleisch** Fisch **Gekochte Milch**	**Tierkonserven** **Milchkonserven** H-Milch	**Tierpräparate** **Milchpräparate** Säuglingsnahrung Trockenmilch
Getränke	**Extrakte** Teearten Brühe	**Gemische** Kunstwein	**Destillate** Künstl. Mineralwasser Branntwein

Erläuterungen zur Tabelle

Die Ordnung unserer Nahrung

nach Prof. Werner Kollath

---

1. **Ganz natürliche Lebensmittel**

   Am wertvollsten sind die ganz natürlichen Lebensmittel, unter den pflanzlichen Produkten die lebendigen Getreidekörner, die Nüsse, die frischen Gemüse und rohes Obst, aus dem Tierreich die rohe Milch und rohe Eier und unter den Getränken das Quellwasser.

2. **Mechanisch veränderte Lebensmittel**

   Die nächste Stufe sind die durch kalte Pressung aus den Ölfrüchten gewonnenen Öle, die Vollkornmehle und -schrote, soweit sie alsbald genossen werden, die aus dem Obst hergestellten naturtrüben frischen Säfte und die Salate aus Frischgemüsen; die Milchprodukte Rahm, Magermilch, Buttermilch, Butter und Molke gehören hierher, da sie lediglich durch mechanische Eingriffe gewonnene Teilprodukte sind. Sie sind aber deutlich gegenüber der naturbelassenen Vollmilch in biologischem Wert zweitrangig, obwohl sie noch zu den lebendigen Nahrungsprodukten gehören.

   Der frische Obstsaft, der zwar wertvoller ist als gekochtes oder eingemachtes Obst, kann z. B. das frische Obst nicht voll ersetzen, da die auxonhaltigen Rückstände, die im Trester bleiben, nicht mitgenossen werden. Dasselbe gilt für die Öle, während die auxonfreie Butter durch auxonhaltige Buttermilch ergänzt und dadurch wieder zu einem ganzheitlichen Komplex zusammengefügt werden kann. Damit soll der Wert des sogenannten kaltgeschlagenen Öls durch seinen Gehalt an hochungesättigten Fettsäuren und fettlöslichen Vitaminen etwa gegenüber den durch chemische Extraktion gewonnenen Ölen nicht gemindert werden; es kommt in diesem Zusammenhang nur darauf an zu zeigen, daß es innerhalb der Nahrungsprodukte eine Rangordnung gibt.

Auf dem Gebiet der Getränke ergibt sich aus der Tabelle, daß das Leitungswasser gegenüber dem Quellwasser ein mechanisch verändertes Produkt ist. Neuerdings ist es bekanntlich auch noch durch den Zusatz von Chlor verändert, es droht der Zusatz von Fluor.

3. **Fermentativ veränderte Lebensmittel**

Hierzu gehören durch Eigenfermente, Hefe und Bakterien umgewandelte Nahrungsmittel wie die Vollkornschrot-Breie, die Gärsäfte, die milchsauren Gärgemüse (z. B. Sauerkraut), das Schabefleisch, die Gärmilch, Quark, Käse und die alkoholischen Getränke Wein und Bier. Die Minderung der Wertigkeit der fermentativ veränderten Lebensmittel beruht auf dem Verlust an Vitaminen durch Oxydation. Diesem Nachteil stehen aber Vorteile gegenüber, indem der

Geschmack durch Bildung von neuen Aromastoffen bereichert wird und andererseits Stoffe entstehen, die krankheitsverhütende Wirkung haben, wie z. B. die Milchsäure, die in der Krebsverhütung eine Rolle spielt. Außerdem sind z. B. die Hefen imstande, Vitamine (z. B. Vitamin B1) zu produzieren; so kann durch Hefe aus minderwertigem entkeimtem Grau- oder Weißmehl ein aufgewertetes Brot entstehen.

4. **Durch Erhitzung veränderte Nahrungsmittel**

Durch die Erhitzung werden die nahrungseigenen Fermente und die Aroma- und Duftstoffe vernichtet, der Vitamingehalt wird herabgesetzt, und das Verhältnis der einzelnen Vitamine untereinander wird wegen der unterschiedlichen Hitzeempfindlichkeit verschoben. Die Mineralsalze werden ausgelaugt, und auch hier wird infolge der unterschiedlichen Löslichkeit der einzelnen Salze das ursprüngliche Verhältnis der Mineralien zueinander verändert.

5. **Durch Konservierung veränderte Nahrungsmittel**

Eine noch weitere Verschlechterung erleidet die Nahrung bei der nächsten Gruppe der Nahrungsmittel, den Konserven. Spricht man von Konserven, denkt jeder zunächst an Nahrungsmittel in Büchsen. Dabei wird es kaum jemandem bewußt, daß auch Gebäcke, Torten, Kuchen und Dauerbackwaren zu den Konserven rechnen. Die Konservierung geschieht durch Erhitzung, Trocknung und durch chemische Verfahren. Bei der chemischen Konservierung kommt es zunächst noch zu gesundheitlichen Schäden durch den Konservierungsstoff.

6. Durch Präparierung veränderte Nahrungsmittel

Die biologisch minderwertigsten Nahrungsstoffe finden wir in der letzten Rubrik, bei den sogenannten Präparaten. Alle Produkte, die in diese Gruppe gehören, sind durch technische Prozesse gewonnen; z. T. sind sie aus Lebensmitteln hergestellt, indem bestimmte Nährstoffe isoliert herausgezogen werden. Die dabei entstehenden Nährstoffe haben völlig andere Wirkungen als ihre Ausgangsprodukte. Wenn man einen strengen Maßstab an das Wort Nahrungsmittel anlegt, dürften eigentlich die Nährpräparate gar nicht unter die Nahrungsmittel gerechnet und müßten von einer Nahrungsmitteltabelle gestrichen werden.

Damit gehören auch das Brot aus Auszugsmehl, also das Weißbrot und Graubrot, und Teigwaren zu den minderwertigsten Nahrungsmitteln. Dasselbe gilt für die Kunstfette, die Margarinen und die chemisch gewonnenen Öle, die Stärkepräparate und alle Fabrikzuckerarten. Sie enthalten zwar Grundnährstoffe (Fette, Kohlenhydrate) in konzentrierter Form und entsprechen damit den Vorstellungen der alten Ernährungslehre, sind aber praktisch frei von Vitalstoffen.

Bei Milchpräparaten gilt es zu bedenken, daß gerade die Säuglinge, die eine besonders vollwertige Kost aus der Rubrik der natürlichen Lebensmittel nötig hätten, mit den wertärmsten Präparaten aufgezogen werden.

Stichwortverzeichnis

Literatur

Bruker, M. O., Unsere Nahrung – unser Schicksal, emu-Verlag, Lahnstein
Bruker, M. O., Herzinfarkt, Herz-, Gefäß- und Kreislauferkrankungen
Bruker, M. O., Leber-, Galle-, Magen-, Darm- und Bauchspeicheldrüsenerkrankungen, emu-Verlag, Lahnstein
DER SPIEGEL, 14/1982
DER SPIEGEL, 45/1990
Deutsches Ärzteblatt 19/1991
Deutsche Gesellschaft für Ernährung, Fett-Tabelle, Falken-Verlag
Eichholtz, Fritz, Die toxische Gesamtsituation auf dem Gebiet der menschlichen Ernährung, Springer, Göttingen und Heidelberg 1956
Guthy, E., Ätiologie des Morbus Crohn, DMW, 108 (45), 1983
Kieffer, Felix, Fettproduktion, Ernährung und Gesundheit, Neue Züricher Zeitung, 1981
Lebensmitteltechnologie 3. Aufl., Springer-Verlag
Lebensmittel- und Bedarfsgegenstände Gesetz (LMBG)
Pollmer/Kapfelsperger, Iß und stirb, dtv
Souci, Fachmann, Kraut, Die Zusammensetzung der Lebensmittel, Nährwerttabellen 1990, Wissenschaftliche Verlagsgesellschaft, Stuttgart
Schweigart, H. A., Butter und Margarine, Verlag Georg Pinkvoß, Hannover, 1966
Schweigart, H. A., Biologie der Vitalstoffe, Zauner Verlag, Dachau

Schweigart, H. A., Vitalstofflehre – Vitalstofftabellarium, Zauner-Verlag, Dachau
UNION Deutsche Lebensmittelwerke, Pflanzenöle, Pflanzenfette, 5. Aufl. 1982

Bücher von Dr. med. M. O. Bruker

Unsere Nahrung – unser Schicksal

Das Standardwerk der modernen Ernährungslehre. In klarer Sprache werden die wahren Ursachen der ernährungsbedingten Zivilisationskrankheiten genannt. Unmißverständlich wird aufgezeigt, daß es Interessengruppen gibt, die das in diesem Buch vermittelte Wissen mit aller Macht verhindern.

Lebensbedingte Krankheiten

Die geistige Haltung bestimmt, wie der einzelne mit den Belastungen des täglichen Lebens fertig wird. Mangel an Kenntnis und Erkenntnis kann zu Krankheiten führen. Konflikte und Streß bedrohen heute jeden. Wie Sie trotz aller Belastungen gesund bleiben oder wieder gesund werden, beschreibt dieses Buch.

Idealgewicht ohne Hungerkur

mit Rezepten von Ilse Gutjahr

Dies ist kein Diätbuch üblicher Prägung und enthält keine trockenen Theorien und kein Gestrüpp von Verboten, sondern hier wird eine ganz aus der Erfahrung geborene Methode gezeigt, die ihre Bewährungsprobe schon lange hinter sich hat. So unwahrscheinlich es klingt, nicht das Zuvielessen erzeugt Fettsucht und die begleitenden Krankheiten, sondern ein Zuwenig, d. h. der Mangel an bestimmten Nahrungsstoffen. So ist dies ein äußerst guter und praktischer Ratgeber für jeden Übergewichtigen und für alle, die ihr Gewicht halten wollen.

Stuhlverstopfung in 3 Tagen heilbar

mit Rezepten von Ilse Gutjahr

Selbst die hartnäckigste Stuhlverstopfung kann ohne Abführmittel geheilt werden! Durch einfache Nahrungsumstellung und Änderung der Lebensbedingungen kann jeder Stuhlverstopfte von seinem jahrelangen Übel befreit werden!

Herzinfarkt, Herz-, Gefäß- und Kreislauferkrankungen

Die Herz- und Kreislaufkrankheiten nehmen von Jahr zu Jahr zu, angeführt von der Todesursache Nr. 1: dem Herzinfarkt!
Die Ursachen hierfür können vermieden werden. Diese sind vor allem ein Mangel an Vitalstoffen durch die heutige denaturierte Kost.

Leber-, Galle-, Magen-, Darm- und Bauchspeicheldrüsenerkrankungen

Die Leber ist unser großes Stoffwechselorgan. In den letzten Jahrzehnten haben die Lebererkrankungen außerordentlich zugenommen. Dies hängt damit zusammen, daß unsere Nahrung durch technische Eingriffe nachteilig verändert ist.
Viele scheinbar unheilbare Lebererkrankungen können durch eine vitalstoffreiche Vollwertkost geheilt werden.

Erkältungen müssen nicht sein

mit Rezepten von Ilse Gutjahr

Erkältungen kommen nicht von Kälte, sondern beruhen neben falscher Kleidung vorwiegend auf mangelnder Abwehrkraft durch vitalstoffarme Zivilisationskost.
Immer wiederkehrender Husten, Schnupfen und Grippe müssen nicht sein.
Abhärtung des Körpers durch Naturheilmethoden und Kneippsche Maßnahmen sowie vitalstoffreiche Vollwertkost bringen Abhilfe.

Rheuma – Ursache und Heilbehandlung

mit Rezepten von Ilse Gutjahr

Jeder 5. leidet heute an Erkrankungen des Bewegungsapparates (Rheuma, Ischias, Arthritis, Arthrose, Wirbelsäulen- und Bandscheibenschäden). Dies bedeutet für die Kranken: ständige Beschwerden, starke Schmerzen und hohe Kosten für Kuren und Medikamente. Die wirklichen Ursachen und die wirksame Heilbehandlung beschreibt dieses Buch und ermöglicht, sogar im späten Stadium das Fortschreiten der Erkrankung zu verlangsamen oder sogar zum Stillstand zu bringen.

Dr. M. O. Bruker / Ilse Gutjahr

Biologischer Ratgeber für Mutter und Kind

Wenn Sie vorhaben Kinder zu bekommen oder schon welche haben: Hier finden Sie endlich alle Informationen, wie Sie Ihr Kind von Anfang an gesund aufziehen und ernähren können.
Gesundheit beginnt bei den Eltern schon vor der Zeugung und setzt sich fort mit dem Stillen und anschließend vollwertiger Ernährung. Auch zu Fragen wie Impfungen, Zahnkrankheiten und Allergien nehmen die Autoren Stellung.

Diabetes und seine biologische Behandlung

mit Rezepten von Ilse Gutjahr

Auch wenn es die offizielle Medizin noch nicht wahrhaben will: Durch konsequente Umstellung der Ernährung auf Vollwertkost besteht bei der Zuckerkrankheit (Diabetes mellitus) Aussicht auf erhebliche Besserung der Stoffwechsellage. Dies kann, je nach Schweregrad der Erkrankung, bis zur Befreiung von Tabletten und Spritzen führen.

Allergien müssen nicht sein

Ursachen und Behandlung von Neurodermitis, Hautausschlägen, Ekzemen, Heuschnupfen und Asthma

Der Titel des Buches signalisiert bereits, daß der Patient sich mit seinem Leiden nicht abfinden muß. Jede Allergie ist heilbar. Dies belegt der bekannte Arzt Dr. M. O. Bruker aus 60jähriger Erfahrung in Klinik und Praxis an Hand ausführlicher Patientenfallbeispiele.

Kopfschmerzen, Migräne und Schlaflosigkeit quälen viele Menschen scheinbar grundlos.

Die Bekämpfung mit schmerzbetäubenden oder beruhigenden Mitteln bringt nur Linderung für den Augenblick, stellt jedoch keine Heilbehandlung dar. Das Wichtigste ist, dem Patienten die Erkenntnis zu vermitteln, daß die dahintersteckende Krankheit zu heilen ist. Sobald die Ursachen bekannt sind, ist der Weg offen für ein von diesen lästigen Symptomen befreites Leben.

Zucker, Zucker...

„Zucker zaubert“ – wirbt die Industrie. „Zucker zaubert – Krankheiten herbei“, sagt Dr. M. O. Bruker. In diesem Buch zieht der Autor eine spektakuläre Bilanz zum Thema Fabrikzucker, von dem jeder Bundesbürger jährlich mehr als 42 Kilogramm verzehrt.
Dr. Bruker setzt den Schadstoff Zucker auf die Anklagebank für ernährungsbedingte Zivilisationskrankheiten wie Gebißverfall, Rheuma, Arthritis, Arthrose, Leberschäden, Gicht, Herzinfarkt, Schlaganfall u. a. m. In ungewöhnlich scharfer Weise attackiert er vehement die Verflechtung von Wirtschaftsgruppen mit sogenannten Wissenschaften. Der Autor entlarvt „Tarnorganisationen“ der Zuckerindustrie, die er als „Wolf im Schafspelz“ apostrophiert.
Dem Leser werden jedoch auch Wege aufgezeigt, die ihn aus diesem „Dilemma“ herausführen können, denn – so der Autor – Gesundheit ist ein Informationsproblem.

Vorsicht Fluor

Dies ist eine Sammlung von wichtigen Materialien zur Wahrheitsfindung für Eltern, Zahnärzte, Ärzte, Krankenkassen, Behörden und Politiker. Zahnkaries ist keine Fluormangelkrankheit, trotzdem wird die Verabreichung von Fluoridtabletten und die Trinkwasserfluoridierung weltweit propagiert. In dieser Dokumentation wird aufgezeigt, daß der Nachweis der Unschädlichkeit bis heute nicht erfüllt wurde. Die Fluoridierung ist zu einem Politikum geworden, da es nicht so sehr um medizinische Fragen, sondern um wirtschaftliche Interessen geht.

Ärztlicher Rat aus ganzheitlicher Sicht
Fragen und Antworten aus der Sprechstunde

Wollten Sie nicht schon immer Ihrem Arzt ganz spezielle Fragen stellen, die über den Rahmen einer üblichen Beratung hinausgehen?
Trauen Sie sich nicht?
Schlagen Sie nach bei Bruker!
Aus 60jähriger ärztlicher Klinik- und Praxiserfahrung gibt der bekannte Arzt, Ernährungswissenschaftler und Psychotherapeut Antworten auf mehr als 1000 Fragen.
Dieses Buch sollte jeder besitzen, der an der Erhaltung oder Wiedererlangung seiner Gesundheit interessiert ist.

Aufmerksamkeiten

365 Zitate, Sprüche, Aphorismen – für jeden Tag des Jahres einen –, die aufmerksam und nachdenklich machen und motivieren, sind gute Begleiter im Leben.

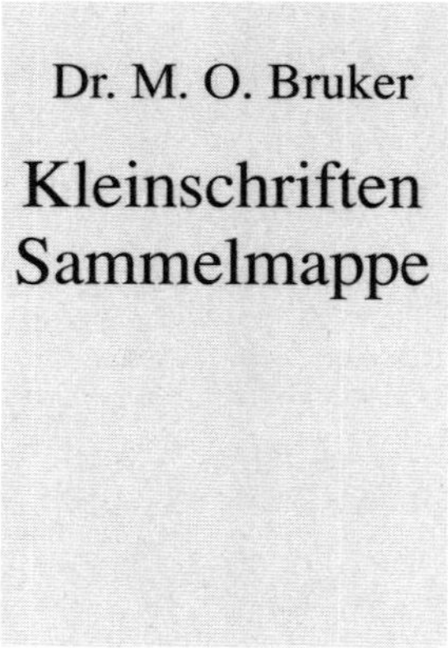

Diese Mappe beinhaltet 32 Kleinschriften mit aktuellen Themen: Atom, Butter, Cholesterin, Kaffee, Trinkmenge, Die Deckung des Eiweißbedarfs u. a. m.

ISBN 3-89189-018-4

Kassetten

Live von Dr. M. O. Bruker

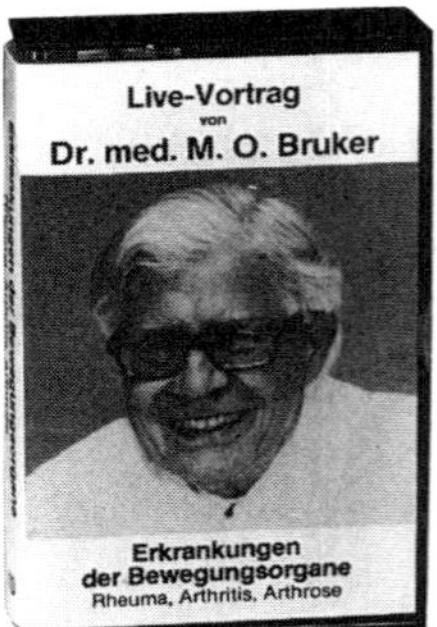

Bei allen Kassetten handelt es sich um Live-Vorträge, die Dr. Bruker vor Patienten seines Krankenhauses hielt. Weitere Themen sind in Vorbereitung.

Was macht uns krank?
Früher: Gesundheit –
Ein Informationsproblem
ISBN 3-89189-020-6
Die wahren Ursachen der Krankheiten lassen sich in drei Gruppen einteilen: in ernährungsbedingte, lebensbedingte und umweltbedingte.

Kann ein Kranker organisch gesund sein?
– Funktionelle Störungen –
ISBN 3-89189-023-0
Man sagt einem Kranken, er sei organisch gesund. Da der Mensch aus Organen besteht, können sich Krankheiten jedoch nur an Organen abspielen.

u. v. m.
Fordern Sie unseren Prospekt an.